El acompañante terapéutico en la clínica de lo cotidiano

Lic. Belén Vitelleschi
Lic. Samanta Audisio

Vitelleschi, Belén
    El acompañante terapéutico en la clínica de lo cotidiano /
Belén Vitelleschi y Samanta Audisio.

    1. Salud. 2. Acompañamiento Terapéutico.
I. Audisio, Samanta

Corrección: *Pablo Valle*
Diseño de interiores: *Natalia Siri*
Diseño de cubierta: *Paula Álvarez*

Agradecemos…
A nuestras familias, por respetar y alentar
el tiempo de producción de esta obra,
A aquellos profesionales
que aconsejaron nuestros andares,
A los acompañantes de nuestro Centro que,
con su calidez y su compromiso, nos alientan
a seguir desarrollando nuestra práctica.

Y nuestro especial agradecimiento
a la profesora Susana Gamboa de Vitelleschi
y al doctor Adrián Cabrera.
…

Índice

7 . **Prólogo**

12 . **Presentación**

. . .

15 PRIMERA PARTE
Conceptualización del acompañante terapéutico

16 CAPÍTULO 1.
Los inicios y la actualidad del acompañamiento terapéutico

22 CAPÍTULO 2.
El acompañamiento terapéutico como dispositivo terapéutico artesanal

29 CAPÍTULO 3.
Demanda de la inclusión del AT: quién lo solicita; cómo se implementa; para quién

32 CAPÍTULO 4.
Modalidad de trabajo en equipo: encuadre; abordaje interdisciplinario; coordinación; supervisión

42 CAPÍTULO 5.
La formación de un AT

47 CAPÍTULO 6.
El perfil del AT y su relación con la construcción del vínculo acompañante-acompañado

57 CAPÍTULO 7.
Rol y funciones generales y específicas para el abordaje

64 CAPÍTULO 8.
La importancia de la escritura en el acompañamiento terapéutico

68 SEGUNDA PARTE.
Inclusión del AT en los dispositivos psicoterapéuticos actuales

69 CAPÍTULO 1.
Acerca de la inclusión

73 CAPÍTULO 2.
Intervenciones posibles en el abordaje ambulatorio del paciente

89 CAPÍTULO 3.
Programa de tratamiento domiciliario asistido

101   CAPÍTULO 4.
**Dispositivos intermedios.
Enlace entre AT, Hostal y Casa
de Medio Camino**

113   CAPÍTULO 5.
Discapacidad. Intervenciones del AT

130   CAPÍTULO 6.
**El centro de día, otra posibilidad
para la inserción**

141   CAPÍTULO 7.
**El lugar del AT en una clínica de agudos.
Internación psiquiátrica**

151   CAPÍTULO 8.
La mirada psiquiátrica
(a cargo de la doctora PATRICIA DOTTA,
especialista en Psiquiatría, codirectora del Hostal
La Casa, Casa de Medio Camino)

155   **Apéndice**
Algunas consideraciones para padres y docentes.
Dificultades en el normal desarrollo de un niño

161   **Ley Nacional de Salud Mental N.º 26.657**

182   **Bibliografía**

Prólogo

La invitación a prologar un texto es siempre un compromiso y un desafío. El compromiso de transmitir al lector lo esencial de un escrito, y el desafío de presentar acabadamente la intención de los autores de una obra.

En esta ocasión se trata de dos autoras cuya trayectoria encuentra en este texto un punto de llegada; una síntesis del camino profesional recorrido hasta el presente.

Egresadas de la Universidad de Buenos Aires, desde el inicio de su práctica clínica han trabajado con el paciente en situación de crisis y en estadios intermedios de recuperación. Actualmente ambas coordinan un centro de Formación y Práctica de Acompañantes Terapéuticos.

La licenciada Belén Vitelleschi ha coordinado grupos de trabajo en consultorios externos del Hospital Borda y grupos de pacientes con adicción al juego en instituciones especializadas.

Tanto en su práctica con pacientes en internación aguda en clínicas psiquiátricas, como alojados en casas de medio camino, y también en situación ambulatoria, pronto se abocó a la coordinación de acompañamientos terapéuticos y a la tarea de formar profesionales y alumnos avanzados de carreras relacionadas con la salud mental en la tarea específica del acompañante terapéutico.

La licenciada Samanta Audisio ha trabajado en la coordinación de un centro de rehabilitación y reinserción para personas con alguna discapacidad mental. También ha pertenecido a grupos de trabajo especializados en pacientes psiquiátricos agudos y se ha desempeñado como coordinadora en dispositivos de atención intermedia, como casas de medio camino y hostales, tanto en el trabajo directo con el paciente como en la formación del personal profesional (prácticas profesionales supervisadas) y no profesional que trabaja con el paciente grave.

Decía al comienzo acerca del compromiso que implica —al redactar el prólogo de una obra— presentar al lector una idea acabada de aquello que puede encontrar en la lectura. En este escrito, el eje central gira en torno a la noción del acompañante terapéutico como dispositivo, como agente de acción y recurso ubicable en un campo que la clínica del paciente con dolencias mentales está requiriendo en los nuevos abordajes.

Desde los intentos —eficaces o no— de desmanicomialización de los años 60 hasta nuestros días, toda la psiquiatría se ha orientado, cada vez con más énfasis, hacia la inclusión del sujeto con padecimiento mental en los ámbitos que lo liguen a la rehabilitación y al compartir con otros.

Esto, no sin encontrarnos con los problemas que tales posturas teórica e ideológica conllevan. Es más fácil decir que estar. Es más fácil indicar que sostener. Y es en este intento de sostener al paciente grave en la cotidianidad donde surge la noción de *dispositivos intermedios de abordaje.*

En estas páginas podrán verse las diferentes conceptualizaciones del término "dispositivo" y la posibilidad de pensarlo como un lugar de procesamiento particular, único.

La deuda histórica con el paciente grave que hoy intenta paliar, aunque sea parcialmente, la Ley de Salud Mental 26.657 en nuestro país, tiene que ver con construir espacios fuera de las crisis agudas y sus lugares per se, que posean una entidad y una conceptualización propias. Que no se trate simplemente de haber terminado una crisis, sino de pasar a otro estadio.

Y los dispositivos intermedios son estadios, zonas, tramas, redes, espacios de procesamiento que, por su especificidad, le otorgan al paciente en recuperación, o al paciente crónico, un sostenimiento que lo singulariza y, a la vez, lo considera en su especificidad, como un sujeto con capacidades a sostener, a recuperar o a construir.

Y, en esta conceptualización de los dispositivos intermedios, la figura del acompañante terapéutico es central, ya que podemos pensarlo como *un dispositivo en sí mismo*. Es herramienta que participa, observa, ejecuta y liga lo cotidiano del paciente al resto del artefacto "psi" (ya se trate de profesionales de la salud mental o instituciones).

De aquí deriva la necesidad de formar profesionales que cumplan con esta tarea en base a una instrucción esquematizada y específica.

Acompañan *terapéuticamente*: están formados para ello y, a su vez, deben poder sostenerse en una trama inclusiva mayor, como lo es un marco teórico que les otorgue herramientas y recursos para accionar; que no queden librados a su suerte, sino que su formación los provea de recursos para que "poner el cuerpo" no sea un gesto heroico sino la posibilidad de funcionar referenciadamente.

Este libro habla de esto. Y logra reunir conceptualización y práctica. Una ligazón poco frecuente de encontrar por parte de quienes trabajamos con el paciente en instancias intermedias de abordaje.

El lector encontrará los marcos de referencia teóricos para el tema, los contextos de las prácticas más habituales para un acompañamiento terapéutico; sus especificidades e incumbencias. Y algunos testimonios de trabajo que siempre son una puesta a tierra de los conceptos.

Aquí termina mi tarea, no sin antes pedirle al lector que —más allá de haber llegado a este texto por un interés específico— se tome el trabajo de tomar este escrito como un disparador para poder seguir pensando al paciente "grave" en su dignidad de sujeto, de manera de no seguir generando para con él mayor deuda histórica.

A las autoras: mi felicitación y agradecimiento por esta contribución.

LIC. VIRGINIA MARTÍNEZ
Codirectora de Hostal La Casa, Casa de Medio Camino

Presentación

¿Por qué un libro sobre
el acompañante terapéutico (AT)?

Desde la práctica en diferentes ámbitos clínicos y en la formación de AT, nos hemos encontrado en la necesidad de transmitir nuestra experiencia en la instrumentación de su formación teórico-práctica. Como coordinadoras de un equipo de acompañamiento y centro formador, destacamos nuestra creencia y confianza en que el acompañamiento terapéutico es una herramienta eficaz que brinda —desde el cuerpo y la palabra— el sostén necesario para aquellos que padecen determinadas enfermedades mentales.

Muchos factores alentaron el nacimiento de este libro: la coordinación de equipos profesionales en diferentes espacios clínicos y académicos; el recorrido en diversas instituciones que nos abrieron sus puertas para conocer la dinámica; la convocatoria de algunos profesionales de nuestra referencia que incentivaron el desarrollo de nuestra actividad; pero, por sobre todo, nuestro interés y empeño en el crecimiento de esta herramienta en el campo actual de la salud mental. Consideramos que el paciente tiene derecho a que los profesionales dediquemos un tiempo al desarrollo y la innovación de programas que mejoren sus opciones a la hora de la atención.

Uno de los pivotes de nuestra práctica consiste en ofrecer al paciente un dispositivo a base de actos y palabras que le permitan aliviarse, sentirse contenido, acompañado, y además como escenario posible para el desarrollo de sus intereses, capacidades y proyectos. En el trabajo de campo —como semblantes de investigadores—, nos nutriremos de los elementos necesarios para entender cómo es esto de ser agente de salud en lo cotidiano.

¿Qué es ser un AT?

En principio, se trata de prestar el cuerpo propio como sostén, de prestar una mirada nueva sin quedar alienados por la enfermedad ni por la compasión, como asimismo ofrecer significantes que permitan re-construir la historia de vida de un paciente convocando la irrupción de algo nuevo.

Si como analistas podemos acompañar a ampliar los horizontes del paciente en el amar y el producir, desde el acompañamiento podemos animarnos a la aventura de intentar desplegar la mayor capacidad que él desee alcanzar en su andar y desandar.

"Caminante son tus huellas el camino y nada más. Caminante no hay camino, se hace camino al andar", profesaría Serrat sobre la base del poema de Machado. Al andar, se hace camino. Acompañar es un proceso. *Acompañante* en el recorrido. Por lo tanto, ¿cómo acompañar?

Es en la fortaleza y el optimismo, en la capacidad de armonizar y transmitir emociones, en la creencia de poder ofertar una presencia sana en la escucha, y la palabra oportuna que alivia, en los silencios que posibilitan el estar, donde nos situaremos para alojar. Y este alojar es el acto de contener la singularidad del paciente.

Escribimos este libro con el deseo de incentivar el acercamiento de los profesionales —en formación y en ejercicio— a la *clínica de lo cotidiano*, que sea de utilidad para ahondar en el conocimiento de este dispositivo y posibilitar una adecuada inclusión del AT en los diversos escenarios de tratamientos actuales.

Alentamos a nuestros lectores a abrir preguntas que incentiven a seguir desarrollando y fortaleciendo nuestra práctica.

PRIMERA PARTE

Conceptualización del acompañamiento terapéutico

CAPÍTULO 1

Los inicios y la actualidad del acompañamiento terapéutico

Hablar de los inicios de la práctica del acompañamiento terapéutico nos ubica en la necesidad de reconocer a su fundador. A diferencia de otras prácticas, donde los inicios aparecen enlazados al nombre de quien ha sido pionero en la materia, el acompañamiento terapéutico surge desde un anonimato y desde una pluralidad de contribuciones. Su surgimiento responde a las nuevas necesidades en salud de un momento social, político, económico y cultural particular, que convoca a la creación de nuevas soluciones. En la revolución de la década del 60, múltiples concepciones toman nuevas formas. Surge la idea de un nuevo hombre que participa y ejerce sus libertades.

Nuestro país no es ajeno a tal movimiento social, y diferentes sectores se vuelven permeables a esta nueva corriente. Los gobiernos de entonces fluctuaban entre los democráticos y los militares, generando un escenario de inestabilidad y vacilantes políticas de Estado.

Se pueden ubicar algunos hitos históricos para el campo de la salud mental, que han dejado huellas, marcando diferencias con la concepción clásica de la psiquiatría e iniciando un camino de singularidad para los sujetos, tanto para los profesionales como para los pacientes.

Enumeraremos a continuación algunos hechos de relevancia en la gestación de un escenario que propicia la emergencia del AT como agente en salud mental:

- Luego del Congreso de Psicología en Tucumán de 1954, se impulsó la creación de la primera Carrera de Psicología del país, en el ámbito de la Facultad de Filosofía, Letras y Ciencias de la Educación de la Universidad del Litoral.
- En 1957, se creó la primera residencia en Salud Mental, regulada por el Consejo Nacional de Salud Mental.
- En 1959, se creó la FAP (Federación Argentina de Psiquiatras), con el objetivo de insertar a los psiquiatras en el nuevo campo de la salud mental.
La inclusión del psicoanálisis como marco teórico revolucionó y dividió las aguas entre la rama conservadora y las nuevas propuestas. De esta manera, comenzaron a incluirse otros actores, además del médico psiquiatra, en el trabajo en salud mental.

En 1967, fue fundado el Hospital de Día de Salud Mental, por parte de García Badaraco, reconocido como uno de los pioneros en este tipo de dispositivo.

Para fines de los 60, el docor Kalina hablaba de la figura del *amigo calificado*, lo que posteriormente llama "acompañante terapéutico".

En esta perspectiva, el campo de la salud mental se ubica como alternativa revolucionaria al manicomio, siendo la base para el surgimiento empírico del acompañamiento terapéutico ante la necesidad de una alternativa de atención en el tratamiento de pacientes psiquiátricos.

¿Cuál es el estado actual de esta necesidad?

Ante determinadas patologías, el abordaje mediante espacios terapéuticos individuales se vuelve insuficiente para lograr una visión integral del paciente. Es necesario contar con información objetiva que nos acerque a la realidad de éste. El AT surge como un posible agente que, al incluirse en el campo de lo cotidiano, brinda esa información al equipo tratante.

En nuestro país, en diciembre de 2011, se promulgó la nueva Ley de Salud (26.657). Esta ley, con sus luces y sombras, aporta un cambio sustancial en la concepción del paciente en salud mental, y modificaciones importantes en lo relacionado con la creación de nuevas modalidades de atención alternativas a la internación.

Esto brinda una oferta novedosa a nuestra práctica, un campo con necesidad de inclusión de dispositivos intermedios para acompañar al paciente en el sostenimiento y la adherencia a los tratamientos ambulatorios. Y el acompañamiento terapéutico se presenta como una herramienta, tanto operativa como práctica, para la rehabilitación del paciente psiquiátrico.

La ley reconoce la autonomía de las personas con padecimiento mental y su capacidad para decidir (Art. 10). Enuncia que debe partirse de la presunción de capacidad de todas las personas, y orientar el tratamiento a reforzar, restituir o promover los lazos sociales.

Presenta un cambio de la figura legal de "persona con discapacidad y enfermedad mental" como objeto de asistencia al de "personas con padecimiento mental" como sujetos de derecho (Art. 3). En consideración a los derechos del paciente enunciados en el artículo 7, destacamos:

- Derecho a recibir tratamiento y a ser tratado con la alternativa terapéutica más conveniente, que menos restrinja sus derechos y libertades, promoviendo la integración familiar, laboral y comunitaria.
- Derecho a ser acompañado antes, durante y luego del tratamiento por sus familiares, otros afectos o a quien la persona con padecimiento mental designe.

El acompañamiento terapéutico asentará sus objetivos en función de lo mencionado, promoviendo desde su encuadre la promoción de estrategias de afrontamiento y habilidades sociales con la finalidad de favorecer la inclusión y la autonomía del paciente.

La ley sólo autoriza la internación como recurso terapéutico a utilizar en situaciones excepcionales (Arts. 14 y 15). Por un lado, desalienta las internaciones indefinidas y prolongadas; por el otro, ordena la creación de nuevas modalidades de atención, como casas de medio camino, talleres protegidos y centros de capacitación sociolaboral.

En este sentido, la ley propone la optimización del trabajo interdisciplinario basado en la rehabilitación psicosocial de la persona que presenta una enfermedad psiquiátrica. En su Art. 8, enuncia:

> Debe promoverse que la atención en salud mental esté a cargo de un equipo interdisciplinario integrado por profesionales, técnicos y otros trabajadores capacitados, con la debida acreditación de la autoridad competente. Se incluyen las áreas de psicología, psiquiatría, trabajo social, enfermería, terapia ocupacional, y otras disciplinas o campos pertinentes.

Si bien aún no existe un título habilitante y un reconocimiento de hecho del AT, consideramos que, dentro del marco de esta ley, queda incluido como dispositivo válido para el trabajo terapéutico con el paciente psiquiátrico.

El acompañamiento terapéutico brinda una respuesta posible ante las necesidades de nuestro campo actual de salud mental. Alentar la formación y la capacitación del

AT es un deber, un derecho y un acto ético del profesional de la salud a fin de continuar desarrollándolo como herramienta operativa y eficaz para el crecimiento de los dispositivos intermedios.

CAPÍTULO 2

El acompañamiento terapéutico como dispositivo terapéutico artesanal

Dispositivo:
"Una maquina para hacer ver y para hacer hablar"
FOUCAULT

. . .

"Una especie de ovillo o madeja,
un conjunto multilineal… compuesto por líneas
de diferente naturaleza…
que siguen direcciones diferentes"
DELEUZE

. . .

¿Qué es un acompañamiento terapéutico?

Acompañar —término que proviene de "compañía" y etimológicamente remite a *cum panis*: compartir el pan, compartir la soledad, compartir el hambre— propone un "estar con", un compartir.

¿Qué implica lo terapéutico?

En nuestra opinión, se trata de una presencia sana y calificada que se ofrece a compartir y permanecer en el día a día del paciente, en su cotidianidad, en sus rutinas, en su historia, en su presente.

Según el diccionario de la lengua española Espasa, *cotidianidad* se define como "característica de lo que es normal porque pasa todos los días". Nos preguntamos: ¿sólo porque se repite diariamente es normal? ¿Qué sucede cuando esa cotidianidad se torna compleja, particular e inestable?

Evidentemente, se hacen necesarios nuevos recursos que permitan soportar las dificultades y las dolencias de las personas que las atraviesan. En este frente de batalla, ubicamos al paciente y al AT como aliados, y propiciamos el desarrollo de esta práctica como el escenario adecuado para generar un acompañar que alivie, que nutra, que siembre.

El acompañamiento terapéutico es una modalidad asistencial personalizada y acotada a una estrategia específica dentro de un dispositivo terapéutico. Se inserta en una red de trabajo junto al equipo tratante y a la familia del paciente. Tiene por finalidad ofrecer una mirada desde lo cotidiano y poner a disposición estrategias para el sostén del sujeto desde lo más primario, favoreciendo la emergencia de su subjetividad y estimulando sus potencialidades para desarrollar un proyecto de vida.

¿Cuál es su campo de acción?

Está centrado en esa cotidianidad particular, singular, propia de cada sujeto. Desde su inserción, brindará al equipo tratante información imposible de ser recabada en los tiempos de sesión o de espacios institucionales; de allí su riqueza y particularidad.

¿Dónde ubicamos la modalidad artesanal de este dispositivo?

En su escrito "Sobre la iniciación al tratamiento", Freud enuncia que las reglas que se pueden señalar para la práctica del tratamiento analítico están sujetas a las mismas limitaciones que el juego del ajedrez. "No tardaremos en advertir que sólo las aperturas y los finales pueden ser objeto de una exposición sistemática exhaustiva, a la que se sustrae, en cambio, la infinita variedad de las jugadas siguientes a la apertura". Agrega que "la extraordinaria diversidad de las constelaciones psíquicas dadas, la plasticidad de todos los procesos psíquicos y la riqueza de los factores que hemos de determinar, se oponen también a una mecanización de la técnica y permiten que un procedimiento generalmente justificado no produzca en ocasiones resultado positivo alguno, o inversamente, que un método defectuoso logre el fin deseado. De todos modos, estas circunstancias no impiden señalar al médico normas generales de conducta".

En la práctica del acompañamiento terapéutico, contamos con un encuadre que permite pensar en la apertura de objetivos específicos para su cumplimiento.

Ahora bien, el cómo también responde a las "jugadas" del paciente, es decir, a aquellos aspectos en relación con los tiempos de evolución y con los vaivenes emocionales que determinan que cada proceso sea particular.

La transformación permanente y la inestabilidad son de las características más sobresalientes de este proceso, y nos convocan a pensar una estrategia "artesanal" para cada sujeto. Para ello, habrá que estar preparados a fin de disponer de tácticas adecuadas, con la intención de alentar el despliegue simbólico del acompañado y a soportar sus mareas anímicas sin perder de vista los objetivos.

Al tratarse de un proceso dinámico, no faltarán revisiones de todos los integrantes de la red, para ir avanzando en las inminencias que presentan los pacientes en sus tratamientos. Se contemplarán los actos y los síntomas de los pacientes, lo que brinda una lectura particular de su singularidad, y se fomentará la construcción de herramientas que irán modificándose en función de los momentos del acompañamiento.

¿Qué pasa en este "juego de ajedrez"?

Salvando las diferencias con la práctica psicoanalítica individual, se nos invita a pensar que estas aperturas y cierres —que responden a una técnica, objetivos y lineamientos propuestos desde los tratamientos— necesitarán de la ingeniería de otro actor particular que pueda seguir cada jugada en su recorrido.

Consideramos el acompañamiento terapéutico como ese dispositivo por excelencia en el aporte de una diversidad de instrumentos particulares —que con un encuadre y una modalidad de trabajo propios— irrumpirán en la realidad del paciente, respetando su particularidad y su evolución, para el armado de una estrategia singular, acompañando cada jugada.

¿Por qué lo pensamos como un *dispositivo en sí mismo, e inserto en un dispositivo general*?

Desde una perspectiva filosófica, la noción de dispositivo que plantean pensadores contemporáneos como Foucault y Deleuze nos invita a pensar nuestra práctica en su consonancia. Si nos referimos a un dispositivo como aquellas prácticas que, por su naturaleza estratégica y de trabajo en red, posibilitan hacer frente a una situación e-mergente provocando un efecto, el acompañamiento terapéutico cuenta con una arquitectura particular que posibilita el despliegue de estas cuestiones.

Desde este lugar, nos aventuramos a pensar el acompañamiento terapéutico como un *dispositivo en sí mismo*, ya que:

▪ Si bien los objetivos que se nos soliciten desde el tratamiento pueden parecer convencionales (por ejemplo: acompañar a una consulta, administrar la medicación, etc.), el "cómo" implementarlos no carecerá de inventiva y adaptabilidad a la personalidad del paciente. Por eso, el acompañamiento brinda una estrategia gestada desde lo "artesanal", "hecha a medida".

▪ La práctica del acompañante no es solitaria, sino que se encuentra en interacción con el resto del equipo de acompañantes, con el coordinador, con el supervisor, con la familia del paciente, sus conocidos y su medio social. Este funcionamiento en red despierta múltiples relaciones y efectos a contener desde la función y el tratamiento.

Ahora bien, nosotros no actuamos solos. Cuando se nos convoca, es porque un equipo tratante encuentra que sus recursos son insuficientes y necesita de un soporte auxiliar para la implementación de sus objetivos.

Este soporte presta una estrategia pensada desde la particularidad del paciente, y es aquí donde el acompañamiento terapéutico la crea e implementa, a partir de tácticas pensadas desde su campo de acción.

No es el uno sin el otro. Ambos dispositivos se auxilian y complementan, se objetivan y reactualizan en función de la dinámica entramada. Se entrelazan y articulan como una figura de encastre donde una parte no funciona adecuadamente sin la otra para obtener la figura deseada.

El dispositivo del acompañamiento tiene eficacia al responder a un *dispositivo psicoterapéutico general*. El equipo tratante guiará la dirección de los objetivos, armará redes y enlaces, sirviéndose de la estrategia del acompañamiento para la implementación de esos objetivos, así como el acompañamiento entramará su intervención en red con este dispositivo general, que le ofrecerá una legalidad para el ejercicio de su función.

Demanda de la inclusión del AT: quién lo solicita; cómo se implementa; para quién

¿Quiénes lo solicitan?

El acompañamiento puede ser solicitado por una institución, el profesional tratante, la familia o el mismo paciente. Sin embargo, la demanda debe estar encuadrada en la indicación del tratamiento psiquiátrico/psicoterapéutico tratante del paciente.

¿Cómo se implementa?

El solicitante se comunica con el coordinador del equipo de AT, quien trabajará en comunicación con el/los profesionales tratantes.

La estrategia del AT se establecerá bajo las coordenadas y las indicaciones del profesional tratante, en pos de articular los espacios para el tratamiento integral y el abordaje de acuerdo con la singularidad de cada sujeto.

¿En qué momento se indica un acompañamiento terapéutico?

Cuando un paciente supone cierto grado de afectación de su salud psíquica, por lo cual se ven afectadas su autonomía, su autovalidez y/o su capacidad para el sostenimiento de un tratamiento; y cuando el tratamiento psicoterapéutico y/o farmacológico es insuficiente para contener al paciente que presenta una sintomatología aguda de su trastorno, o de acuerdo con las necesidades de otra etapa de su evolución.

Es un recurso válido para:

- El abordaje de pacientes internados/alojados en un marco institucional, o que asisten a diferentes programas institucionales.
- Ante situaciones de emergencias que requieran un esquema de internación domiciliaria.
- Pacientes que, luego de una internación psiquiátrica aguda, tienen dificultad en reintegrarse a sus hogares, actividades y espacios previos, tanto laborales como educativos o recreativos.
- Pacientes con dificultad para sostener la adherencia a sus tratamientos psicoterapéuticos y farmacológicos.

—. Pacientes en tratamiento ambulatorio sin red de contención familiar o con presencia familiar que resulta insuficiente o nociva por alguna razón.

—. Pacientes con alguna discapacidad, que necesitan de un soporte externo para ser incluidos en espacios comunes.

La enfermedad psíquica debe ser considerada en su plano individual y dentro del ámbito del grupo de lazos sociales/familiares vinculados con el paciente.

En el armado de la estrategia, la tarea del AT no se limitará al paciente únicamente, sino que también brindará asistencia al grupo social donde se encuentra inserto.

Se piensa al paciente que requiere un acompañamiento como un sujeto atravesado por una crisis individual y, a su vez, como síntoma de la familia donde está inserto. La familia o los allegados del paciente también suelen encontrarse en crisis, porque no les bastan los medios para contener al paciente en su situación imperante.

Por eso, el AT deberá detectar a quién puede estar necesitando más orientación sobre la patología y a quiénes se les brindará también la contención para el mejor abordaje del paciente.

Modalidad de trabajo en equipo: encuadre; abordaje interdisciplinario; coordinación; supervisión

Encuadre del acompañamiento terapéutico

Si nos referimos al marco teórico que orienta nuestra práctica, respondemos a una posición teórico-clínica proveniente del psicoanálisis, y como resultado de su recorrido en la especialidad del acompañamiento terapéutico, permitiendo la combinación de diferentes corrientes de ideas que pueden aplicarse en distintos formatos, según cual sea la problemática.

En el acompañamiento terapéutico, el encuadre es el marco necesario e ineludible para poder proveer de una organización témporo-espacial y una legalidad a este tipo particular de relación: paciente-AT. Ofrece un continente que permite soportar la repetición del paciente en su quehacer diario, donde la práctica tiene sus habilitaciones y sus límites en un modelo vincular asimétrico.

Al brindar un programa realizado "a medida" de los tiempos y el tratamiento del paciente, esa singularidad necesita de coordenadas que aporten coherencia y estabilidad. El encuadre es el marco que brindará esas constantes dentro de un proceso que se caracterizará por ser dinámico y oscilante.

Para ello, cuenta con un *contrato terapéutico* que determina las consignas para el paciente y el acuerdo laboral para el AT, permitiendo clarificar y ordenar los aspectos relacionales entre ambos. Este acuerdo entre partes es un hilo conductor que propone los pasos a seguir, señalando las metas a alcanzar y los medios para llegar a ellas; y al que se puede recurrir cuando se produce una alteración, por alguna causa, de alguna de las reglas propuestas.

Al ser un marco referencial, requerirá que su estructura sea establecida con claridad. Para este fin, a priori este contrato lo realizará el coordinador de los AT con el equipo tratante, la institución, la familia del paciente y/o con el paciente. Será particular, variará de acuerdo con el caso, aunque mantendrá una estructura previa ya establecida. Incluirá: el qué hacer, el cómo, el cuándo, los honorarios, las responsabilidades.

Es importante aclarar desde el primer momento todas las especificidades (cantidad de días, horas, y horarios, honorarios y forma de pago) con el solicitante, ya que será difícil reencuadrarlo durante la marcha del acompañamiento, y así se evitarán confusiones más adelante.

Abordaje interdisciplinario

La interdisciplina surge cuando existe una relación de hecho, una cooperación entre dos o más disciplinas, a fin de que sus actividades no se produzcan en forma aislada y dispersa. Trabajar interdisciplinariamente consiste en lograr una interacción activa entre los participantes, de conocimientos, conceptos, habilidades de diferentes campos, con el fin de posibilitar y ampliar la información, la compresión y la toma de decisiones como parte de una acción conjunta.

La labor del AT estará inscripta en el seno de un equipo interdisciplinario. Este equipo estará constituido básicamente por: un psiquiatra, y/o un terapeuta individual, y/o un terapeuta familiar, el coordinador del acompañamiento y uno o más ATs. Se puede contar también con la participación de otros agentes auxiliares: enfermeros, docentes, cuidadores, otros. Cada uno de estos actores tendrá un rol, funciones y responsabilidades específicas y diferentes, pero anudadas al objetivo de la estrategia terapéutica.

El equipo terapéutico es quien emite la indicación de acompañamiento y arma la estrategia, en conjunto con el coordinador del acompañamiento. El terapeuta, psiquiatra o equipo tratante será el encargado del tratamiento en sí y de establecer las consignas iniciales: horarios, tipos de salidas, permisos, restricciones, riesgos, urgencias, hacia dónde apunta el acompañamiento; y hará una pauta inicial con objetivos de lo que se espera trabajar con el paciente, los cuales se irán modificando o no de acuerdo con la evolución y ante la necesidad de modificaciones.

El coordinador del equipo de AT recibirá la demanda del armado del acompañamiento para el paciente y lo confeccionará respondiendo a esta estrategia, con funciones interdependientes pero no simétricas. Mantendrá fluida comunicación con el equipo tratante para facilitarle información y sugerencias en relación con el quehacer diario del paciente, y para neutralizar las manipulaciones del paciente y/o la familia que pueden intentar obturar el proceso.

El AT será el agente que se introduzca en el campo de la cotidianidad e intentará responder a los objetivos del acompañamiento, potenciando las habilidades del paciente.

Coordinación de los ATs

El rol del coordinador es fundamental para organizar el dispositivo, el equipo de acompañantes y la comunicación con el equipo tratante, la familia del paciente y el paciente mismo (si fuese necesario). Entre sus virtudes, deben destacarse el dinamismo y la capacidad de supervisar situaciones en el acto, funcionando como moderador y ordenador de las distintas situaciones que van surgiendo en el transcurso del acompañamiento. Para ello debe estar siempre informado de los pormenores diarios del acompañamiento que se está realizando.

Es decir, el coordinador, como agente mediador implicado, resultará contenedor de situaciones, ya sea con el paciente, familiares o acompañantes, y a su vez podrá funcionar como ley donde se apoyarán los acompañantes para realizar sus intervenciones.

Entre sus funciones, debemos destacar:

- Evalúa qué AT seleccionar según el perfil del paciente; arma el organigrama con las franjas, días, horarios y funciones de los acompañantes. Formula una estrategia "artesanal" para cada paciente, revisando la intensidad y la frecuencia del dispositivo de acuerdo con la dinámica de éste.
- Establece, con el equipo tratante o la institución, estrategia, alcances y límites en la función del acompañante; se mantiene en diaria comunicación para ir actualizando al AT o la institución con las diversas situaciones. Asimismo plantea revisiones y necesidades que van surgiendo desde el dispositivo.
- Contacta con la familia o el responsable legal del paciente, pautando las condiciones contractuales.
- Mantiene comunicación diaria con el o los acompañantes, a partir de la devolución de los informes que deben realizar éstos al término de su jornada, telefónicamente cuando la situación lo amerita, y a través de reuniones de supervisión de cada caso.
- Es el nexo con el paciente cuando necesita comunicarse con los acompañantes por fuera de los horarios

pautados, discrimina la demanda y propone respuesta a las inquietudes.

Espacio de supervisión

Transferencia es amor. Eje —pivote— que mueve la dinámica y el engranaje de la historia.

El AT necesita tres espacios fundamentales para sostener su práctica desde una estructura sólida: formación, supervisión, análisis personal.

Habiendo desarrollado lo que esperamos en cuanto a la formación, destacaremos la supervisión y el análisis personal como espacios propios de re-significación con un tercero que intentará funcionar como un mediador simbólico. Ambos son considerados necesarios para el ejercicio de la vida profesional.

No podemos ser ingenuos; debemos estar advertidos de que, al ingresar a la trama del otro, abrimos un juego transferencial que tiene efecto resonante tanto para el acompañado como para el acompañante, su familia y entorno social. Nada es igual desde el momento en que ingresa un otro al escenario del paciente. Esto trae aparejado un sinfín de vaivenes para los cuales el AT —como yo auxiliar— debe estar preparado a fin de contener desde el momento en que se compromete a "estar".

Para poder pensar qué acontece dentro del vínculo del paciente con su acompañante, nos es necesario introducir los conceptos de transferencia y contratransferencia como funciones que se suceden en el espacio terapéutico analítico. En su *Diccionario de Psicoanálisis*, Jean Laplanche y Jean-Bertrand Pontalis definen:

- *Transferencia*: "el proceso en virtud del cual los deseos inconscientes se actualizan sobre ciertos objetos, dentro de un determinado tipo de relación establecida con ellos y, de un modo especial, dentro de la relación analítica. Se trata de una repetición de prototipos infantiles, vivida con un marcado sentimiento de actualidad".
- *Contratransferencia*: "conjunto de las reacciones inconscientes del analista frente a la persona del analizado y, especialmente, frente a la transferencia de éste".

Desde el acompañamiento, podemos pensar en el concepto de "multiplicación transferencial" y referirnos a ella como un "fenómeno" que sucede y no se lo puede negar. No obstante, no debe pretenderse intervenir como un analista (con lo cual este fenómeno no debe ser interpretado), sino como un AT, o varios, que deberán poder trabajar con él de un modo distinto.

Al ingresar en el terreno afectivo del otro, el AT será el destinatario de múltiples relaciones transferenciales, no sólo desde el paciente sino también desde los lugares y los miembros (familia, terapeutas, institución, etc.) implicados dentro del proceso general del abordaje.

En virtud de ello, el AT debe estar dispuesto a que se gesten diversas modalidades transferenciales y a recibir lo que los pacientes depositen y re-actualicen en su presencia, a partir de la matriz de sus relaciones tempranas.

Otra de las condiciones para ser acompañante es que el AT posea la capacidad y el interés de armar vínculo con el paciente, funcionando como agente facilitador para introducirle su función. Este rol, que dista de un amigo pero implica un entramado afectivo fuerte, tiene que ser revisado y trabajado constantemente, con el fin de no confundir el tipo de vínculo, ya que esto podría llevar a distorsionar el dispositivo.

Es aquí donde impera nombrar la supervisión, el encuadre y el propio análisis como herramientas para sostener la función.

Al AT, al vincularse con el paciente, le suceden emociones —ansiedades, angustias, identificaciones, temores, fantasías, resistencias, defensas— que deben ser supervisadas para poder discernirlas y evitar actuarlas en el vínculo con el paciente. Es importante trabajar las tensiones que puedan suscitarse, para no expresarlas como respuesta ante alguna actitud negativa del paciente. Para ello, dentro de un acompañamiento, el coordinador es quien debe brindar un espacio de supervisión, a fin de trabajar estos aspectos durante todo el proceso.

La supervisión puede llevarse a cabo de manera individual o grupal. Sugerimos reuniones establecidas previamente y brindarlas a disponibilidad de los ATs que puedan requerir supervisión individual si lo evalúan necesario. Como en todo proceso, se plantean reuniones con la típica estructura de apertura, desarrollo y cierre.

¿Qué se supervisa? Al paciente, en sus dichos, conductas y silencios; al acompañante, en sus intervenciones y consultas; al proceso propiamente dicho.

¿Qué se espera? Que el AT se implique, trayendo esas frases o situaciones vividas con los pacientes que amplíen la compresión psicopatológica del caso y aporten distintos aspectos del paciente.

Se trata de una reunión de equipo para:

- actualizar los aspectos que surgen de la evolución del paciente en el dispositivo y
- como ámbito de resonancia apto para la revisión de los puntos ciegos y las resistencias inconscientes del AT, aportándole un continente para sus ansiedades, consultas y preguntas.

El supervisor aportará la lectura de los aspectos que el paciente transfiere en cada AT y brindará un espacio para pensar y replantear las intervenciones y estrategias que respeten la singularidad del AT, pero contengan la estrategia de intervención en relación con el objetivo del acompañamiento.

Se espera que el AT pueda regresar a la escena desde una posición diferente y, advertido de lo puesto en juego, conservar el grado de eficiencia en el rendimiento de su función. De esta manera, se intenta preservar la integridad del paciente y del acompañante.

Los señalamientos del supervisor tendrán sus límites, y es allí donde las sugerencias irán en dirección a reubicar, en sus espacios terapéuticos individuales, lo puesto en juego en disfunción. El análisis personal brindará una investigación más exhaustiva y particular, que aportará al acompañante un mejor ejercicio de su práctica.

CAPÍTULO 5

La formación de un AT

*Formarse no puede ser más
que un trabajo sobre sí mismo,
libremente imaginado, deseado y perseguido,
realizado gracias a medios que se ofrecen
o uno mismo se procura.*
GILLES FERRY

. . .

La formación del AT es uno de los debates centrales entre los profesionales de los centros y los institutos de capacitación. Se discuten la metodología de la transmisión, la didáctica implementada, la pedagogía, la modalidad de abordaje y los criterios de admisión del alumno.

Nuestra apuesta de formación se hace sobre el aprendizaje guiado, interactivo y supervisado. Aunque debemos aclarar que esta transmisión se torna insuficiente sin la apoyatura sobre la responsabilidad y la ética del sujeto en formación, en su capacidad de reflexión sobre su hacer como instancia crítica y transformadora de la práctica.

Conceptualmente, se abordan elementos estables que enmarcan la práctica. Encuadre, coordinación, supervisión, trabajo en equipo serán los componentes del acompañamiento terapéutico.

Hay situaciones que no estarán detalladas en el material bibliográfico existente, y se espera que el AT pueda forjar herramientas para elegir valoraciones de manera reflexiva, que oriente las estrategias a implementar desde los recursos dados en su proceso de formación.

En este sentido, el AT funcionará de manera activa, reflexiva y creativa para reestructurar lo acontecido en el encuentro con el paciente.

Desde el inicio, donde el sujeto se encuentra deseante en su carácter de alumno, hasta su culminación en la construcción del rol de AT, se espera haya cuestionado y reconfigurado sus saberes previos; alineado con una concepción vigotskiana del aprendizaje que supone el arribo a un nuevo saber desde el desequilibrio y el conflicto del estadio anterior.

¿Conflicto con qué? En nuestra experiencia formando AT, encontramos que los alumnos llegan a los espacios de formación con un bagaje de conocimientos previos, experiencias propias, prejuicios, saberes académicos, y todos ellos son puestos a jugar en el encuentro con la clínica.

Uno ingresa a la experiencia clínica con una serie de prejuicios sobre la locura, o sobre "el loco". En el encuentro, donde el alumno tiene contacto directo con pacientes, e ingresa quizás por primera vez a una institución de salud mental, será donde emergerán preguntas, ansiedades, frustraciones, defensas, temores y fantasías.

Podemos escuchar a los alumnos preguntar/se:

- "¿Y si le digo algo que lo brota?"
- "¿Hizo un intento de suicidio y usa cuchillos para comer?"
- "¿Qué le digo si me pregunta si tengo novia?"
- "No me habla. ¿No le caí bien?"
- "Ah, pero se viste normal, no pensé que era un paciente".
- "Le voy a llevar materiales para pintar porque no hace nada en todo el día".

Describimos a continuación aquellos que, a nuestro entender, definimos como los tres momentos que caracterizan la instancia de formación del acompañante terapéutico.

a. Encontramos un primer momento donde circula principalmente lo intrapersonal del alumno: saberes previos, prejuicios, imaginarios, que el alumno tiene al estar inserto en una cultura que lo atraviesa.
En el encuentro con el escenario clínico, estos saberes confrontan con algo nuevo que viene a irrumpir y/o

alterar ese orden anterior. Se apuesta a que el alumno pueda ingresar a la lógica del paciente, pudiendo ser permeable al descubrimiento de una subjetividad distinta. Se espera, en el mejor de los casos, la aparición de interrogantes y cuestionamientos que permitan la deconstrucción de ese imaginario y su reelaboración para el acercamiento a una clínica que nos propone estar en lo cotidiano de un otro distinto.

Serán momentos de introspección y reelaboración, tutelados por los docentes, que posibilitarán el despliegue subjetivo del alumno, acompañando los interrogantes y brindando nuevos significantes.

b. En un segundo momento, la mirada será puesta en lo interpersonal, en lo que sucede entre el alumno en formación y el paciente. Las ansiedades y las defensas del primer encuentro ya han mermado, y esto permite un encuentro distinto. Ahora hay dos en escena, posibilitando la construcción de un vínculo asimétrico, donde se hará presente un fenómeno transferencial que será supervisado por los docentes y contenido por su espacio de análisis individual.

Desde y en este vínculo particular, se pensarán las estrategias para posibilitar el cumplimiento de los objetivos que propone el acompañamiento.

c. En el cierre de la formación del AT y del vínculo construido con los pacientes acompañados, se espera que esta etapa sea sostenida: desde los recursos adquiridos en las etapas previas; desde la actualización de un nuevo imaginario, acontecido por el aprendizaje y el vivenciar del alumno; desde la incorporación de nuevas herramientas y la aprehensión del acompañamiento como dispositivo terapéutico.

El cierre es parte fundamental de un proceso, tanto en la experiencia de la práctica como en el espacio de las clases. La escritura de informes o crónicas es el recurso de reflexión y comunicación. (Entraremos en detalles sobre la importancia de la escritura en el capítulo 8). En la etapa de formación, fomentamos la escritura de un informe final como medio para la reconstrucción de las instancias atravesadas, permitiendo, de esta manera, una segunda vuelta de elaboración y reelaboración desde una posición ya construida.

El perfil del AT y su relación con la construcción del vínculo acompañante-acompañado

La selección de los AT que forman parte de un equipo está sujeta a la evaluación del coordinador. Desde nuestra experiencia, los profesionales deben contar con algunas condiciones que permiten la construcción y la implementación de esta práctica:

- Estudios en carreras profesionales afines al ámbito de salud mental y formación teórico-práctica en acompañamiento terapéutico.
- Interés, optimismo y deseos de desarrollarse en esta disciplina como un yo auxiliar-agente de salud mental.
- Entender que —como en todo trabajo— el AT tiene derechos y deberes: implica el trabajo en equipo y responde a una remuneración. La buena presencia, la correcta dicción, la puntualidad, el envío de información en el día y la presencia en las reuniones de equipo

y supervisión son parte del encuadre necesario y obligatorio para poder trabajar en acompañamientos.

— Capacidad para generar empatía y fomentar un vínculo afectivo sano. Debe tener interés en desarrollar una relación con el paciente.

— Capacidad para evaluar al paciente en sus diferentes espacios y enmarcarse desde su rol.

— Versatilidad y competencia para poder amoldarse al movimiento dinámico del acompañamiento.

— Capacidad para reaccionar ante situaciones emergentes de manera operativa y criteriosa.

— Respeto y adecuación a las indicaciones de la coordinación y el equipo tratante como estrategia referente de trabajo.

— Saber trabajar en equipo con sus compañeros. Respetar y validar las intervenciones de otros AT, realizar aportes para articular nuevas estrategias y colaborar para el sostenimiento del grupo laboral.

— Capacidad creativa como componente subjetivo y particular que cada AT desplegará en el vínculo con el paciente. El aporte individual desde los conocimientos extracurriculares de los AT (por ejemplo: música, deporte, manualidades, otros), que puedan estimular a forjar nuevas habilidades en el paciente, suma significativamente, porque brinda una impronta particular a la propuesta de trabajo.

Estos aspectos bastarán para la construcción del vínculo AT-paciente, basamento de la práctica en sí misma y elemento fundamental para *desde allí* poder intervenir.

El AT debe propiciar la gestación de un vínculo empático y asimétrico que posibilite:

— . *Al acompañante*: generar un lazo donde puedan asentarse sus directrices y sus tácticas, ubicándose desde el lugar que buscamos operar y no desde el lugar en el que el paciente desea situarnos.

— . *Al acompañado*: participar de un vínculo distinto de los ya conocidos, escenario de subjetivación posible, de producción, de invención, pero también de posible repetición de lo que acontece en el escenario vincular (familiar, amigos, social) del paciente.

La capacidad de empatizar y generar tácticas del acompañante para la implementación de las estrategias del tratamiento son aspectos nodales a desplegarse en la construcción de esta relación.

Si bien es un vínculo dinámico y que cuenta con las características particulares de los implicados, nos parece explicativo dividirlo en tres momentos generales —*apertura, desarrollo, cierre*—, facilitando el avistaje de lo que se juega y espera en cada uno de ellos.

Apertura...

En un primer momento, el AT se insertará en la cotidianidad del paciente e irá conociendo paulatinamente su medio, sus rutinas, sus hábitos y su historia personal.

Ese primer encuentro es importante, ya que el acompañante ingresa en el mundo de un otro, abriendo una nueva escena. Desde la presencia misma, algo nuevo se inscribe, algo ya cambió.

Es necesario ser criteriosos y pacientes. Al insertarnos, debemos contemplar que hay un sujeto con su acontecer diario. Debemos esforzarnos por evitar ser obstáculos y posicionarnos como posibilitadores en la aceptación de esta presencia.

Trabajar en la aceptación del dispositivo implica —en un primer plazo— ser nosotros quienes nos integremos a la escena que se nos propone. Respetar los tiempos del paciente y soportar sus repeticiones son condiciones necesarias para que el programa pueda instalarse.

La intención es poder contener al paciente y su padecimiento. Escuchar, comprender, ofertar una mirada, las palabras precisas, los silencios adecuados y nuestra presencia como un recurso sano que está a la espera del despliegue de su problemática.

En este momento de inauguración, también es menester, por parte del acompañante, presentarse con su rol y su función desde los actos y el enunciado, así como también son relevantes las nociones de confidencialidad, trabajo en equipo y abordaje multidisciplinario.

Esto le posibilitará al paciente el registro de un vínculo distinto, con características particulares y límites en su funcionamiento. El acompañante debe operar como facilitador en este armado, ya que tratará de que el paciente establezca esta relación, pero hará lo posible para que no se confunda, ni la distorsione.

Para que ello pueda suceder, el acompañante deberá recordar que su función tiene responsabilidades y también límites. El AT no intervendrá como psicoterapeuta ni psiquiatra, aunque tenga la respectiva formación académica y habilitación legal para ello.

Tampoco intervendrá como amigo, aun cuando pueda establecerse un lazo afectivo fuerte. Es necesario construir un vínculo asimétrico. Realizará intervenciones encuadradas en una estrategia de trabajo. Entre sus limitaciones en la función, se encuentra el imperativo de no interpretar.

Desarrollo...

En este segundo momento, se espera que el vínculo se encuentre más consolidado con la aceptación del paciente. Al estar en conocimiento de algunos acontecimientos de su historia y aspectos vinculares, el acompañante podrá trabajar el quehacer diario que despliega el paciente sobre la relación con su AT, sin tornarlo personal.

El espacio del acompañamiento propone un ensayo distinto de lo que los pacientes repiten en sus lazos afectivos. El AT deberá explorar estos aspectos, ser receptor de la problemática singular, dejarse empapar de su historia y proponer distintos medios con el fin de no quedar capturado en su nexo con el paciente.

Cuando se trabaja en equipo, es sumamente útil poder elaborar, en el espacio de la supervisión, los distintos aspectos que el paciente deposita en cada AT, a través de sus identificaciones, para evitar quedar "pegados".

Se requiere que cada acompañante aporte al vínculo algo novedoso desde su creatividad. De esta manera, el AT, si se hace cuerpo y palabra con los objetivos, podrá generar aquellas tácticas de trabajo —sostenidas en la relación ya construida—, con el propósito de implementar las estrategias y el encuadre general.

Cierre...

El tercer momento implica el cierre del acompañamiento y la despedida del vínculo.

Éste es uno de los momentos en el cual destacamos la importancia del cierre como conclusión de una etapa, cumplimiento o no de un objetivo. Muchas veces, estos pacientes se acostumbran a "dejar las cosas por la mitad". En este sentido, trabajar en el cierre de una relación, de un espacio, es harto laborioso y necesario para la inscripción de "aquello que aconteció". Resulta de suma importancia resaltar las nociones de *logros* y *beneficios*.

Nos serviremos del encuadre como elemento regulador del vínculo, funcionando a modo de una "ley", y cuidaremos de los aspectos que puedan aparecer al realizar este corte. El AT deberá poner a disposición de ese momento la verbalización del recorrido transitado y la contención necesaria para facilitar el cierre.

Aunque no siempre puede realizarse como pretendemos, este último momento propone transitar un proceso de cierre que contemple el tiempo necesario para aceptar la idea, y posibilite el trabajo de los aspectos que puedan aflorar a la superficie.

Un testimonio

Articularemos este desarrollo seleccionando como referencia el acompañamiento terapéutico que realizó Sofía, un integrante de nuestro equipo. Llamaremos *L.* a la paciente en cuestión.

L. se encontraba alojada en una casa de medio camino de la Capital Federal. Tuvo varias internaciones en distintos hospitales de Buenos Aires por descompensaciones de su cuadro de base: esquizofrenia, con presencia de deterioro cognitivo avanzado.

En el momento en que se inició el acompañamiento, *L.* hacía dos meses que había ingresado al hostal. El objetivo inicial que se aportó desde la coordinación fue conocer a la paciente, ubicar sus intereses y detectar sus dificultades, con el fin de fortalecer su autonomía.

L. era demandante y caprichosa. Cuando se le ponían límites, con el personal se tornaba agresiva, tanto verbal como físicamente. Formulaba preguntas y hacía comentarios de manera machacona y continua. Algunas de sus exigencias eran: "¿Me das un cigarrillo?"; "Quiero llamar a mi prima"; "Quiero ir a la plaza".

Asistir al parque era la única salida que aceptaba. Si no se le imponían límites, *L.* terminaba fumando más de seis cigarrillos en cinco minutos, y hasta dos cigarrillos a la vez. Su comportamiento era caótico. Si salían a la plaza, pedía un cigarrillo; cuando tenía el cigarrillo, quería llamar a la prima; hablaba con la prima, y nuevamente demandaba un cigarrillo.

Durante los primeros encuentros, Sofía la acompañó al parque con el fin de entablar un vínculo positivo. La mayor parte del tiempo, *L.* repetía las preguntas consabidas. No permitía que la acompañante interviniera. Sobre todo respondía con ansiedad, y no aceptaba un *no* como respuesta.

Sofía se proponía construir un registro del otro, mediante el cual la paciente debía comenzar a capturar algo de ese otro allí presente. De este modo, las palabras creaban la distancia respecto de las conductas estereotipadas de *L.*

La AT orientó su proyecto a crear día a día nuevas respuestas ("mas tarde", "en breve", "cuando lleguemos al hostal"), con el propósito de postergar sus demandas, acotarlas, y para ayudarla a dominar sus impulsos.

El desafío era introducir un nuevo orden en el desorden imperante; organizar las peticiones inagotables; establecer un punto de contacto con la realidad e ir en busca de su deseo.

Durante algún tiempo, estableció encuentros encaminados hacia otro ordenamiento de la conducta de *L.* Primero salían al parque, y cuando regresaban al hostal, se comunicaban con la prima. *L*. no fumaba durante la salida, sino cuando ésta concluía. Si bien continuaba con las mismas preguntas durante el recorrido a misa, de a poco se fue acomodando a su nueva situación. Los pedidos disminuyeron, y moderó el consumo de cigarrillos.

Este primer cambio fue un gran logro para *L*. También disparó movimientos novedosos. De este modo, se fueron ordenando distintas conductas y hábitos, que afectaban no sólo al consumo indiscriminado de cigarrillos, sino también a su higiene y al cuidado de su cuerpo.

L. era muy delgada. La enfermedad triplicó su peso. En el comienzo del acompañamiento, *L*. comía cualquier alimento. No respetaba el horario de las comidas: desayuno, almuerzo, merienda, cena. Pedía que se le comprara comida durante sus paseos y tomaba mucha gaseosa.

La acompañante comenzó a intervenir hablándole de su cuerpo, de su cara, de sus facciones. Le contaba acerca de qué color tenía los ojos, la forma de su boca, el tamaño de su nariz. Comenzó a construir un cuerpo a partir del reflejo de su propia estética.

Se inauguró un nuevo tema de conversación. *L*. preguntaba: "¿De qué color tengo los ojos?", dirigiéndose hacia Sofía —otro— que le podía contestar acerca del tema. A continuación, *L*. se abocó a observar los ojos, la boca, la nariz de la acompañante, y a describirlos. Observó que la acompañante iba maquillada; en consecuencia, quiso que la maquillara. En cada encuentro, se lo pedía. Antes de salir, una vez maquillada, preguntaba: "¿Quién es la más linda de la casa?".

En la actualidad, *L.* ha evolucionado notablemente. Puede realizar distintas salidas. Incorporó a su rutina de paseos clases de natación, yoga y caminatas.

Por voluntad propia, dejó de fumar. Sostiene hábitos de higiene, aseo y estética, y ha bajado de peso.

Respecto de la comunicación, *L.* puede mantener una conversación en el tiempo, aunque es inevitable que por momentos retornen algunos automatismos. Relata historias de su pasado, de su presente, y planea cuestiones futuras.

El discurso de *L.* ahora es más coherente y menos demandante. Ante las negativas, ya no se enfada: espera y responde oportunamente. Su nivel de impulsividad ha disminuido en forma notable, mientras que se comunica adecuadamente para pedir lo que necesita.

L. logra adaptarse a la dinámica de la institución donde se encuentra inserta y no requiere tutelaje auxiliar para sostener sus rutinas.

Se propone un cierre provisorio al espacio del acompañamiento, que se va transitando en varios encuentros. Durante estos últimos, *L.* pudo recordar y registrar el cierre, manifestando gestos de cariño y agradecimiento. La acompañante destacó sus logros y sus cambios, reforzando la idea de continuar incorporando nuevas rutinas.

CAPÍTULO 7

Rol y funciones generales y específicas para el abordaje

Desde los inicios del acompañamiento en nuestro país, en las décadas de los 70 y los 80, podemos decir que se ha hecho mucho más en el campo práctico de lo que se ha conceptualizado.

Los orígenes del acompañamiento responden a las necesidades de una práctica clínica que empieza a mostrarse insuficiente. Es posterior a su aparición empírica, y no sólo se consolida como práctica profesional, sino que también se incluye en ámbitos académicos y de debate clínico.

Este desfasaje entre los avances pragmáticos y las explicaciones conceptuales hace necesario situar dentro de este capítulo lo específico en cuanto al rol y a las funciones que cumple un AT dentro de un equipo interdisciplinario de salud mental.

Nos interesa puntualizar conjuntamente estas premisas. No es poco frecuente confundir esta práctica clínica con otras modalidades del acompañar, como la asistencialista, que responde a otras lógicas.

Desde nuestro trabajo en la formación de AT, hemos tutelado a los alumnos en el pasaje por la práctica institucional supervisada. Es allí donde las preguntas por el quehacer del AT surgen en sus inicios con fuerte vigor, para mermar cuando finaliza cada cuatrimestre: "¿Qué hago? ¿Le hablo? ¿Le propongo una actividad?". Las preguntas aparecen como si se impusiera la necesidad de ponerse en acción, actuar, como solución a las ansiedades propias que se presentan en el comienzo de esta práctica. Sin duda, la observación como rol y el silencio como estrategia se vuelven enemigos de los primeros entusiasmos por interactuar con el paciente.

Estas ansiedades deben ser contenidas desde el espacio de la formación. Se incorpora como parte de un proceso. Luego, la pregunta por el *hacer* convendrá aplazarse por la propuesta de ser AT.

Hay que encarnar una figura abierta, inmiscuirse en lo privado de una escena ya iniciada; ocupar ese lugar como primer momento que emerge como condición de uno segundo. En la base de la dirección y la propuesta convenientes, los alumnos podrán entender que el hacer es posible y que ese hacer tendrá que ver con la visión terapéutica dada por el equipo tratante/institución.

El acompañante marca su presencia en un compás de tiempo, en una rutina, que consentirá el ingreso a la escena del paciente. Será desde la oferta de una posición, de la muestra de un *estar*, como se podrá construir el contenido con el paciente.

La selección del perfil que describimos en el capítulo anterior, como rol y funciones, son definidos *a priori* de la inclusión del AT. Deberán ser evaluados y aun reajustarse en la medida en que el paciente/situación lo requiera.

En términos generales, el rol es un modelo de comportamiento organizado y asimétrico, que responde a expectativas propias y de otros; en otras palabras, es como el papel que interpreta un actor en la obra de teatro.

Como señalamos ya más arriba, la coordinación será quien designe el modelo que considere conveniente para la situación del acompañado. Dará las coordenadas para que el AT pueda delinear y recrear la modalidad vincular y transferencial que beneficie a la implementación de la estrategia terapéutica.

Desde lo fenomenológico, podrá emerger la transferencia de aspectos sanos y/o patológicos. Desde luego, requerirá la habilidad personal y el soporte del equipo. Claramente, el objetivo implica establecer y sostener un vínculo desde el lugar designado, y no desde el lugar en que el paciente desee ubicar al AT.

La *función* es definida como la contribución que un fenómeno provee a un sistema mayor, del cual este fenómeno forma parte. En este sentido, el acompañante recibirá —desde la coordinación— los ejes y las expectativas que deberá llevar a cabo como parte de la estrategia terapéutica.

Para el acompañante terapéutico, nos interesa describir tres tipos de funciones:

1. Generales

Serán aquellas que deberá cumplir cada vez que sea convocado para la tarea de acompañar a un paciente. A diferencia de las específicas, estas funciones son estables y operan como condición de posibilidad para sostener un acompañamiento terapéutico. Son establecidas dentro del contrato laboral. Se solicitará compromiso y responsabilidad con las derivaciones recibidas, respondiendo a horarios, encuadre y honorarios.

En lo específico de la tarea, deberá funcionar como facilitador en la conformación del vínculo, favoreciendo y soportando desde ese lazo el cometido de la estrategia terapéutica. Para su correcta gestión, se espera que pueda diferenciar lo emergente del acompañamiento de lo urgente. Además, sostener el encuadre y velar por el mantenimiento del vínculo, evitando las distorsiones. Relevar e informar lo referido a evolución y situación del paciente.

2. Específicas

Éstas se dinamizan en consonancia a la evolución del paciente y las dificultades por las que fue convocado. Detallamos algunas funciones donde queda indicada la inclusión del AT:

- Administración de medicación. Trabajo que será soportado en la transferencia establecida previamente con el AT. El eje pasa por la elaboración de un vínculo con el paciente que sustente las dificultades relacionadas con la ingesta de medicación y acepte las indicaciones. De ser posible, orientado a la autonomía en las tomas.
- Acompañar al paciente a las consultas médicas ambulatorias, los espacios de recreación, los eventos familiares, los espacios educativos, y otros tipos de salidas.
- Favorecer en el paciente la incorporación de hábitos de alimentación, higiene, organización doméstica.
- Reducir riesgos en situación de calle, domicilio, institución. Cabe aclarar que el abordaje que realiza el acompañante se sostiene en el vínculo establecido, la capacidad de dialogar, informar y/o dar intervención necesaria frente a episodios de riesgos para el paciente.

Mencionamos estas funciones específicas, que suelen ser las más comunes. La lista sería aun más extensa, dado que un AT puede llevar a cabo una diversidad de funciones.

Las preguntas por lo que "sí puede" o "no puede" hacer un AT estarán supeditadas a dos construcciones previas: encuadre y estrategia terapéutica de cada caso.

3. Inespecíficas

No estarán preestablecidas; se construirán a partir del encuentro del AT con el paciente/familia, y serán éstos quienes las nombren. Serán favorecidas por la prudencia y la espera del AT para la gestación de lo singular del vínculo. Aportan la cuota dinámica e imprevisible que emerge del encuentro entre dos personas.

Estas singularidades serán supervisadas por el coordinador a fin de maniobrar de manera tal que puedan ajustarse a la estrategia terapéutica dada.

CAPÍTULO 8

La importancia de la escritura en el acompañamiento terapéutico

¿Cuál es la importancia del narrar experiencias para el acompañamiento terapéutico?

Hemos recorrido en capítulos anteriores las especificidades del acompañamiento terapéutico, su aspecto legal, la formación, la modalidad de trabajo del equipo, el perfil, el rol y las funciones.

Desde ese marco estable, nos interesa incluir su aspecto dinámico. Se manifestará por la variedad de situaciones, actividades y experiencias que suceden dentro de un acompañamiento terapéutico. Esto conformará una trama original con infinidad de matices, cargada de significados subjetivos. Gran parte de lo que suceda en ese encuentro se relaciona con el proceso salud-enfermedad que atraviesa el paciente.

Otra particularidad a tener en cuenta se relaciona con los afectos de quienes se vinculan desde un acompañamiento. En este punto se pondrán en juego valores, significaciones de su vida presente, pasada y futura, con sus circunstancias, historias y proyectos.

En consecuencia, lo específico y regulado del acompañamiento estará afectado siempre por el dinamismo y la polisemia que acompaña a todo encuentro humano. Uno de sus aspectos relevantes es la propuesta de escritura en el acompañamiento terapéutico. Se trata de una modalidad de trabajo que pretende contribuir a la construcción de soportes conceptuales consensuados y públicos.

Consiste en posibilitar que esos relatos, saberes y experiencias clínicas posean un vehículo óptimo para ser rescatados, comunicados y debatidos por los profesionales del área en espacios clínicos.

Se propone fundamentalmente interpelar a los acompañantes y los profesionales enlazados para poner a trabajar su saber práctico, inscribiendo una huella de la historia del trabajo compartido.

La escritura permite volver reflexivamente sobre lo hecho, como vía para la crítica y la reformulación de la práctica. La redacción promueve el momento donde el acompañante puede revisar su posición respecto del paciente desde la pregunta del: "¿Qué hice?". Repasa la escena de la cual salió y a la que vuelve, para poder elaborarla en el equipo de trabajo.

Al redactar la crónica, el acompañante genera un compás de tiempo diferente al de la vivencia y al del habla, convierte la experiencia en un material diferente: palabras. Palabras que serán relevadas por otros. Ubica al acompañante en una exigencia de elaboración donde se detiene, repasa la vivencia y transcribe su hacer con el paciente. Selecciona ciertas cuestiones, enfatiza otras, descarta, reserva, secuencia lo acontecido de un modo particular.

Con estas decisiones, como autor, relata los afectos que el paciente/familia otorga a su vivencia, y los que el narrador imprimió a su historia. Es una suerte de doble interpretación donde se exponen experiencias de acompañamiento desde las propias significaciones, teniendo en cuenta las ajenas.

En este sentido, el relato en primera persona es fundamental; es una voz comprometida desde la acción, que transmite para comunicar, revisar y ser revisada.

Es un acto que favorece, además, el cierre del acompañamiento; se decantan y objetivan las emociones vivenciadas por el sujeto de la crónica.

Hemos descripto hasta acá el espíritu que alienta y propone la escritura como recurso y herramienta de trabajo en el acompañamiento terapéutico. Pero existe otro aspecto de esta propuesta que tiene que ver con lo práctico y concreto de este dispositivo. Se trata de la escritura utilizada como informe de trabajo.

En la derivación del acompañamiento, se requerirá compromiso por parte del acompañante para que circule la información sobre el encuentro con la mayor inmediatez posible. De esta manera, la coordinación podrá intervenir sobre esos datos, supervisar, volver a derivar al equipo tratante, el resto del equipo de AT y/o los familiares.

Actualmente, el correo electrónico facilita enviar a la coordinación, en el mismo día del acompañamiento, su informe o crónica.

Trabajar con un modelo de registro de la información facilita la organización de aquello que debe consignarse.

A continuación, ofrecemos un formato de guía que brinda algunos ítems. Tiene por objeto ilustrar cómo se sistematiza el pasaje hacia la información. Se sugiere implementarla de una manera flexible, correlativa a la situación, para que no resulte restrictiva.

Paciente: ....

Institución: ....

Fecha: ....

Horario: ....

Acompañante: ....

Plan de medicación a administrar durante el AT: Sí / No

Detallar ....

Actividad: *Administrar plan de medicación en horarios pautados.*

Objetivos: *Favorecer la adherencia al tratamiento farmacológico.*

— **Descripción de la actividad, incluyendo intervenciones del AT si las requirió:** *"Inicialmente se muestra cordial, hasta el momento de la toma, donde debí recordarle la función pautada con médico tratante frente a la negativa de la ingesta. Posteriormente accede".*

— **Conductas llamativas del paciente:** *"Circulaba incesantemente por toda la habitación con mirada fija hacia un rincón".*

   — **Nivel de demanda:** *"Mínimo / Adecuado / Excedente / No presenta".*

   — **Respuesta a intervenciones:** *"Acotable / Poco registro de acotaciones / No responde".*

— **Vínculo con el AT y otras personas:** *"Se relacionó con cierta desconfianza a brindar información cuando se encontraba algún familiar cerca".*

— **Actitud y estado de ánimo:** *"Cooperador / Quejoso / Indiferente al AT. Oscilante".* Ejemplo: *"Por momentos se conectaba a la actividad pero de a ratos se veía interceptada en su pensamiento".*

— **Detallar turnos y actividades subsiguientes:** *"Día / Horario / Profesional a cargo".*

Apreciación del AT: este ítem es de manejo interno del equipo del AT. Debe estar en un apartado diferente del cuerpo descriptivo y puede contar con:

— Evaluación contratransferencial.

— Observaciones / sugerencias y/o consultas a coordinación.

Inclusión del AT en los dispositivos psicoterapéuticos actuales

CAPÍTULO 1

Acerca de la inclusión

En esta segunda parte del libro, nos proponemos dar vuelo y enlace a los contenidos conceptualizados acerca de la figura del AT en su interrelación con el campo de la experiencia y la práctica clínica.

A lo largo de nuestra experiencia como formadoras, hemos recapturado la inquietud y la preocupación de algunos alumnos que llegaban a nuestros cursos buscando respuestas a infinidad de preguntas sobre la inserción del AT en los diferentes espacios clínicos.

Si bien el AT tiene un rol y funciones dinámicas que contemplan lo particular del paciente, también consideramos parte nodal de la instrucción incluir lo singular de los tratamientos, los programas o las instituciones donde se encuentran insertos.

¿Qué sucede *allí donde* nos convocan para intervenir?

Cada espacio tiene una estructura, un funcionamiento interno, normas de convivencia y características específicas según la población que aloje. Esto los hace particulares en sí mismos y propone una dinámica diferente de los pacientes. Les ofrece un medio en el cual su cotidianidad contará con distintos tonos, como la paleta de colores de un pintor. Algunos colores serán los primarios, estarán dados y definidos; otros dependerán de la mezcla y las combinaciones entre ellos, para crear algo nuevo.

Es allí donde esperamos que el conocimiento y la destreza del acompañante funcionen como guía y soporte para el enriquecimiento de nuevos matices, posibilitando el pasaje de los blancos y los negros a los grises y los colores cálidos.

La nueva Ley de Salud Mental enuncia en su Art. 11: "La Autoridad de Aplicación debe promover que las autoridades de salud de cada jurisdicción, en coordinación con las áreas de educación, desarrollo social, trabajo y otras que correspondan, implementen acciones de inclusión social, laboral y de atención en salud mental comunitaria. Se debe promover el desarrollo de dispositivos tales como: consultas ambulatorias; servicios de inclusión social y laboral para personas después del alta institucional; atención domiciliaria supervisada y apoyo a las personas y grupos familiares y comunitarios; servicios para la promoción y prevención en salud mental, así como otras prestaciones tales como casas de convivencia, hospitales de día, cooperativas de trabajo, centros de capacitación socio-laboral, emprendimientos sociales, hogares y familias sustitutas".

Dedicaremos este nuevo espacio a profundizar en algunos modelos de dispositivos psicoterapéuticos en su recorrido desde el plano ambulatorio, articulados con mecanismos intermedios, hasta la internación como último recurso. Espacios clínicos donde hemos desarrollado nuestra experiencia y formación, y lugares de excelencia para la inclusión del AT como integrante funcional y esencial del sistema.

Describiremos en su generalidad, desde el encuadre ambulatorio en sus diversos programas, las funciones y las intervenciones posibles del acompañante frente a las diversas necesidades en los tratamientos.

Seleccionamos las casas de medio camino y las viviendas asistidas como elementos intermedios ejemplares en este pedido de optimización de las acciones de atención comunitaria y donde el AT es protagonista del sostén. La integración escolar desde la figura del PPND como agente especializado para la reinserción social del paciente con discapacidad. Y finalmente, la clínica de agudos como necesaria cuando los tratamientos ambulatorios resultan insuficientes y debe prestársele cuidados intensivos al paciente.

Describiremos algunas de sus especificidades, enlazaremos con el acompañamiento terapéutico, citaremos rol y funciones del acompañante, y articularemos con viñetas clínicas que, consideramos, aportan a la clarificación conceptual del lector y dan una visión más acabada del tema.

En la clínica actual, el reconocimiento del acompañamiento terapéutico como herramienta eficaz en el tratamiento de los pacientes ha crecido raudamente y facilita su inclusión en los diferentes escenarios, ampliando cada vez más sus horizontes.

Cada uno de estos ámbitos cuenta con particularidades que harán y determinarán el espacio donde puede incluirse el AT. Según como sea entendido el proceso de salud-enfermedad, el conocimiento sobre el recurso de acompañamiento terapéutico y la predisposición para el trabajo en equipo serán los ejes que determinen el campo de acción. Estos factores pueden beneficiar o entorpecer el proceso del acompañamiento.

Por eso, nos parece importante desde este libro poder brindar la instrucción no sólo a profesionales en formación, sino también a quienes se encuentran ejerciendo, ofertándoles la apertura a nuevas opciones y acercándolos a las especificidades propias de nuestra práctica.

CAPÍTULO 2

Intervenciones posibles en el abordaje ambulatorio del paciente

La Declaración de Caracas (OPS, 1990), los Principios de Brasilia (OPS, 2005) y el Consenso de Panamá (OPS, 2010) promueven el proceso de desmanicomialización que se viene llevando a cabo en diferentes países.

Su objetivo consiste en el desplazamiento del eje de la atención brindada en el hospital psiquiátrico hacia estrategias de atención primaria de la salud con base en la comunidad, promoviendo el tratamiento de pacientes con enfermedad mental en hospitales generales.

Actualmente, existen diversos dispositivos ambulatorios comunitarios: hospital de día; centro de día o de rehabilitación social; programas específicos de atención a trastornos de la conducta alimentaria; control de los impulsos, adicciones, etc., como así también residencias protegidas; casas de medio camino; viviendas asistidas; pensiones y hogares; tanto en el ámbito público como privado.

Pacientes con edad más avanzada y necesidad de atención específica son derivados a geriátricos, geronto-psiquiátricos o instituciones especializadas de rehabilitación.

Entendemos que el tratamiento ambulatorio es aquel en el cual los pacientes permanecen temporalmente en las unidades de tratamiento —que no implican una internación— o asisten a espacios psicoterapéuticos individuales, dedicando el resto del tiempo a sus actividades.

Situamos tres modelos de intervención del AT que pueden ser convocados desde los diferentes espacios terapéuticos ambulatorios:

a. Intervenciones específicas, en función de la adherencia a los tratamientos y fomentar la autonomía y la autovalidez del paciente.
b. Intervenciones en etapas transitivas, de acuerdo con la evolución del paciente en su tratamiento.
c. Intervención intensiva en programas especializados.

a. Intervenciones específicas

En función de la adherencia al tratamiento

Haynes y Rand definen *adherencia* como el "grado en que el comportamiento de una persona (tomar el medicamento, seguir un régimen alimentario y ejecutar cambios del modo de vida) se corresponde con las recomendaciones acordadas de un prestador de asistencia sanitaria".

La falta de adherencia al tratamiento farmacológico o incumplimiento terapéutico es un problema prevalente y relevante en la práctica clínica, especialmente en el tratamiento de enfermedades crónicas. Es un problema complejo, influido por múltiples factores. Entre ellos, factores socioeconómicos, relacionados con la enfermedad, con el tratamiento o con el paciente.

Frecuentemente, el índice de reinternación deviene de la interrupción o el abandono del tratamiento, después de que el paciente es dado de alta de una internación aguda. Con el fin de asegurar la asistencia a los tratamientos y a los planes de medicación asignados, los profesionales de la salud suelen indicar un acompañamiento terapéutico como soporte a los tratamientos individuales e institucionales.

Si bien la tarea del AT puede parecer puntual —ir en busca del paciente y acompañarlo a los diferentes espacios terapéuticos, o asistir en un determinado horario para dar o supervisar la toma de medicación—, su quehacer estará enlazado con los objetivos del tratamiento, y su intervención no se limitará sólo a ello.

Como agente de prevención y evaluación, aportará información que posibilite trabajar dentro de los espacios terapéuticos individuales y/o institucionales. Asimismo, deberá estar atento a las dificultades que puedan surgir en el cumplimiento de las consignas.

Puede ocurrir que, más allá del consentimiento del paciente a las instrucciones, el acompañante se encuentre con que se niega a tomar la medicación, asistir a la consulta o a las instituciones.

El AT deberá investigar cuales son los factores que afectan la evolución. Algunos pueden estar relacionados con creencias culturales o prejuicios, motivación, conocimiento, o expectativas del paciente relativas al tratamiento o la medicación.

Dentro de estos factores en relación con el tratamiento —duración, efectos adversos, cambios, fracasos anteriores— o a la enfermedad —gravedad, comorbilidad, tiempo de evolución—, pueden afectar de manera decisiva las reacciones del paciente, y deberán ser tenidos en cuenta para evaluar su incidencia.

Es parte de la función del acompañante diseñar estrategias individuales con el fin de evitar sus consecuencias o minimizarlas. Puede encontrar solución dentro de su espacio de intervención o convocar a los tratantes para el sostenimiento de la indicación o revisión de aspectos u objetivos. Para ello, es importante que el AT haya podido construir un vínculo empático del cual pueda servirse, y haya comunicado previamente al paciente que la información entre ellos es parte de una red de trabajo. Con este fin, se preservará el vínculo sin quedar del lado del "soplón" o se evitará caer en entrampamientos cómplices con el paciente.

Según la OMS, la calidad de vida es "la percepción que un individuo tiene de su lugar en la existencia, en el contexto de la cultura y del sistema de valores en los que vive y en relación con sus objetivos, sus expectativas, sus normas, sus inquietudes. Se trata de un concepto muy amplio que está influido de modo complejo por la salud física del sujeto, su estado psicológico, su nivel de independencia, sus relaciones sociales, así como su relación con los elementos esenciales de su entorno".

Seleccionamos dos conceptos que —en su ejercicio o imposibilidad— se encuentran interrelacionados con el nivel de calidad de vida de las personas. El grado de autonomía y/o autovalidez de un individuo pueden afectar marcadamente su bienestar.

- *Autonomía* se refiere fundamentalmente a la posibilidad de tomar decisiones sin injerencia de otros. Es la capacidad y el derecho de una persona de poder elegir ella misma las reglas de su conducta, ideas, pensamientos, la orientación de sus actos y los riesgos que está dispuesta a correr.
- *Autovalidez* es la capacidad de la persona de efectuar sin ayuda las actividades de la vida diaria.

Cuando alguna de estas capacidades se encuentra afectada, los profesionales de la salud convocan el acompañamiento terapéutico como medio para fortalecerla, potenciarla y rehabilitarla.

Es harto frecuente que un paciente tenga dificultades en el armado y el sostén de rutinas, hábitos y actividades. El AT puede ser solicitado para acompañar, tutelar o supervisar:

- Asistir a citas médicas.
- Realizarse exámenes de salud.
- Asistir a alguna actividad recreativa.
- Asistir al trabajo a horario.
- Utilizar medios de transporte públicos y aprender recorridos.
- Otros.

La función puede solicitarse desde la necesidad de armado. En este sentido, el acompañante funcionará como andamiaje en la construcción, la programación, la planificación y el acompañamiento de una rutina o actividad. Por ejemplo, ante la necesidad de:

- **Planificación de una rutina o actividad:** el AT indagará intereses del paciente, propiciará la búsqueda de teléfonos en guía o en internet, o bien, de lugares, recorrerá el barrio buscando actividades, organizará horarios posibles y elementos necesarios para realizar la actividad (sea indumentaria o herramientas), instrumentará el recorrido en compañía del paciente para el registro de la ubicación espacial.

—. **Solicitud de citas médicas o exámenes:** el AT averiguará sitios donde brindan la prestación, alentará al paciente en la solicitud del turno, organizará esquema de órdenes e indicaciones previas a la presentación en los exámenes de salud.

—. **Implementación de nuevos recorridos:** el AT ubicará geográficamente el lugar a donde se quiere ir, acompañará en la búsqueda de medios de transportes adecuados y realizará el recorrido seleccionando puntos de referencia para promover la incorporación del trayecto.

También el acompañamiento puede solicitarse para funcionar como *soporte*, *mantenimiento* y *seguimiento* de la rutina o la actividad, ya implementada desde su tratamiento, alentando la asistencia, la continuidad y el desarrollo. En estos casos, el paciente suele tener incorporadas ciertas actividades, pero presenta dificultad para sostenerlas. Para ello, el AT siempre promoverá que sea el paciente quien se vaya adhiriendo a cada rutina u hábito por sus propios medios. También incentivará los aspectos autónomos a partir de un rol de mayor observación y supervisión.

De acuerdo con las capacidades del paciente, la posición del AT se propondrá desde un nivel mayor de participación, del cuerpo a cuerpo, o pondrá distancia mediante vigilancia, control y tutelaje.

Todas las intervenciones tendrán como eje directriz que el paciente pueda incorporar y desarrollar actividades y hábitos autónomos.

b. Intervenciones en etapas transitivas, de acuerdo con la evolución del paciente en su tratamiento

En la evolución de los pacientes, es esperable la presencia de momentos de mayor o menor estabilidad anímica, lo cual depende de variables tanto internas como externas.

Cuando la inestabilidad se cristaliza en una etapa, y los recursos de los tratamientos se agotan sin lograr la remisión del cuadro, el acompañamiento puede aportar herramientas para evaluar, en la cotidianidad del paciente, aquellos factores que pueden estar desestabilizándolo. Desde esta perspectiva, puede aportar un soporte simbólico al equipo tratante y familiar.

Esos momentos —que exceden los marcos del tratamiento actual y de la familia o el medio social que contiene al paciente— poseen características y necesidades diferentes, que de hecho requieren una estrategia complementaria. Por lo general, el acompañamiento terapéutico tendrá una mayor estructura horaria y frecuencia semanal. Los objetivos estarán al servicio de intentar restablecer las condiciones anteriores a la crisis, y evitar la paralización o el agravamiento del cuadro. Si esto último aconteciese, el acompañante estará atento a la escena. En este aspecto, funcionará como agente detector de riesgo, para informar al equipo tratante e intervenir en la urgencia.

Citaremos algunos ejemplos para graficar algunas intervenciones y funciones del acompañamiento durante estos estadios.

- Paciente que se encuentra desbordado porque se profundiza su cuadro depresivo. Entre las disfunciones, se destacan las dificultades para el aseo personal y de su hogar, para despertarse en las mañanas, para continuar sus actividades cotidianas, así como para asistir a las consultas terapéuticas, como consecuencia del desgano y el malestar general. El acompañamiento servirá de soporte para intentar continuar algún nivel de producción, disminuir las consecuencias negativas en la medida de lo posible y ayudar a reestablecer su estabilidad.

- Paciente que presenta un episodio de gran excitabilidad, excedencia en sus actividades y encuadres, conductas impulsivas y desorganizadas. En sus objetivos generales, el acompañamiento operará funcionando como moderador y fuselaje del principio de realidad. Acompañará a atemperar las conductas inadecuadas y mediatizará mediante la palabra, con el fin de ir neutralizando las actuaciones y para brindar el soporte necesario al medio social y/o familiar devastado por estas conductas.

Cabe destacar que la estrategia será organizada desde la particularidad de cada paciente. Será de gran utilidad la información que aporte el equipo tratante sobre el cuadro psicopatológico del paciente y su modalidad para el mejor abordaje.

c. Intervención intensiva en programas especializados

Se implementan mecanismos intensivos de atención ante aquellos casos donde se necesita supervisión en el restablecimiento del paciente en su domicilio, luego de un trabajo de contención, internación o de un proceso de estabilización. Y asimismo frente a pacientes que carecen de un medio familiar o social continente para aportarles seguridad y ayuda en el sostenimiento de su vida cotidiana.

En este tipo de intervenciones intensivas, el acompañamiento terapéutico suele constar de franjas horarias amplias durante todos los días de la semana y estar integrado por varios acompañantes.

Los objetivos del acompañamiento se orientarán a posibilitar el desembarco del paciente en su hogar, de una manera escalonada y gradual. El objetivo será disminuir el índice de reinternación. Debe ayudar a soportar la cotidianidad del paciente en su ámbito. Las funciones del AT serán variables, implicando diferentes posiciones: observador, oyente, participante activo, etc. Siempre habrá de depender de un programa específico, según la particularidad del paciente.

Dentro de estos programas, citaremos el modelo de *viviendas asistidas* como componente tutelado desde una institución. Será sostenido por el acompañamiento terapéutico y guiado por los terapeutas tratantes, para el abordaje de pacientes con estas dificultades.

Lo desarrollaremos a continuación en un apartado, debido a la riqueza del dispositivo. Nuestra intención está centrada en la implementación de otros con similares características en la atención del paciente.

Un testimonio

Para concluir este punto, los invitamos a leer el siguiente recorte clínico que propone ilustrar los contenidos desarrollados.

Se trata del testimonio del acompañamiento terapéutico realizado por María Sol, una de las acompañantes de nuestro equipo, a una paciente que llamaremos Soledad (*S.*).

S. tenía 30 años y era empleada administrativa. Trabajó en instituciones públicas desde los 18 años, buscando su independencia tanto económica como personal. Presentaba un diagnóstico de esquizofrenia paranoide.

En el momento de ser solicitado el acompañamiento, *S.* se encontraba recientemente externada de una clínica de agudos. Asistía a grupos de autoayuda, y a su tratamiento psicoterapéutico y psiquiátrico individual. Presentó varias internaciones consecutivas en lapsos breves, debido a la descompensación de su cuadro de base. El despliegue de sus ideas paranoides tenía como centro a su familia de origen. Su estado psíquico entorpecía su inclusión.

S. era hija primogénita de una familia disfuncional e incontinente. Con una madre "particular" —como ella la define—, quien tenía la habilidad de inmiscuirse en todo lo concerniente a su hija. No respetaba sus tiempos ni sus elecciones, y utilizaba el dinero de la manutención diaria como recurso para conseguir que su hija la visitara.

Su padre cumplía el rol de proveedor material. Sólo se encargaba de darle el dinero para la compra de la medicación. Renegaba de ese rol mediante confrontaciones, reproches y ausencias.

Su mayor sostén afectivo era la tía. Esta tía operaba como un referente en su tratamiento. Sobre todo, la respetaba, la contenía, le proveía trabajo y vivienda.

Para ser más gráficas, dividiremos el acompañamiento en dos etapas. En una, la modalidad domiciliaria indicada tendría una frecuencia de tres veces por semana, en módulos de cuatro horas. Además, transcurriría en los espacios cotidianos de la paciente: en su domicilio, yendo a buscarla a los grupos de autoayuda o a las consultas, acompañándola a la casa de la madre y en la compra de medicamentos con su padre.

El objetivo general era construir un vínculo empático que le posibilitara a la AT ayudar a S. a organizarse en sus espacios luego de su internación e intentar evitar una re-institucionalización, como había sucedido anteriormente.

En el primer encuentro, *S.* se mostró colaboradora, consciente del motivo de su internación y deseosa de sentirse mejor. Se apesadumbraba ante las descompensaciones en tan corto período de tiempo y sus consecuencias negativas: pérdida del trabajo y de la independencia.

Reconocía su dificultad para pedir ayuda. De este modo, la concurrencia tanto a guardias clínicas y psiquiátricas como a internaciones era un paso inevitable.

En los inicios, el acompañamiento se orientó a organizar las rutinas y los hábitos primarios. Junto a la AT, *S.* realizaba cronogramas diarios donde se detallaban actividades, horarios de toma de medicación, comidas, tareas en la casa, citas médicas, y otros, que le permitían planificar su día y calmar sus ansiedades.

La periodicidad de estas tareas permitió que *S.* evolucionara en el aspecto de su organización. Al tiempo, fue realizando sola los organigramas, hasta finalmente recurrir a su memoria.

También se priorizó ordenar el hábito alimenticio (ayudando a realizar listados de compra de comida, brindando ideas para cocinar, supervisando) y la higiene y el aseo, tanto personal como de su casa. En ambos aspectos, primero fue tutelada. Paulatinamente, *S.* fue ocupándose y responsabilizándose de sus quehaceres.

Una de las preocupaciones más sobresaliente de la paciente era lo que denominaba como "desconcentraciones" o "problema de concentración". *S.* refería "no poder concentrarse", "no poder leer o ver una película"; al interrogarla sobre cómo eran estos momentos, decía: "No siento estar en el presente, me voy al pasado…".

Y estas frases eran acompañadas por miradas rígidas y esquivas. *S.* se angustiaba sintiendo que, al no poder concentrarse, esto afectaba la posibilidad de reinsertarse en algún trabajo o actividad. Junto a la AT, fueron catalogando su contenido: ideas negativas, derrotistas y de muerte.

Refería que se le imponían, pero que en verdad ella no quería hacerse daño. Tenían un efecto desesperanzador.

Desde el acompañamiento, se evaluaron estas ideas periódicamente. La AT informó al equipo tratante. Se le sugirió confiarlas en sus espacios terapéuticos. La intervención fue sostenida y, poco a poco, *S.* consultó a sus médicos cuando tales ideas irrumpían en su pensamiento. Manifestaba alivio al poder conversar sobre ellas.

De esta manera, el crecimiento de la red y los actores en el dispositivo la alejaba del desasosiego. A la par, la AT le propuso técnicas para ir estimulando la concentración, a través de diversos juegos de mesa y de ingenio, que acaparaban su atención. Con el paso del tiempo, *S.* encontró gratificación al poder realizarlos sin interrupción.

No solamente el orden de su casa, la alimentación y la higiene habían mejorado, sino que también estaba más segura de sí misma. Manifestaba haber disminuido las "desconcentraciones", y esto la entusiasmaba para mejorar su inclusión social. Frente al avance en este objetivo, *S.* solicitó a su equipo la derivación a un hospital de día. Aquí había actividades que la entusiasmaban (dibujos, manualidades, lecturas). De este modo, no sólo podía continuar ejercitando la "concentración", sino además comunicar sus pensamientos a sus pares.

Se reordenó el encuadre del acompañamiento. Disminuyó la cantidad de horas y de días. *S.* comenzó a organizar el tiempo del acompañamiento dentro de sus necesidades y a pedir específicamente tutelaje ante algunas situaciones. Por ejemplo: consejos sobre vínculos nuevos y dilemas laborales.

En esta segunda etapa, el acompañamiento se aventuró en sus vínculos familiares y en el deseo de producir y de amar de la paciente. *S.* manifestaba su intención de volver a trabajar e independizarse económicamente de la madre. Se reincorporó al trabajo durante algunas horas en el negocio de su tía, y organizó los horarios para que no se interrumpiera su asistencia al hospital de día, ni a sus terapias.

Con relación al núcleo familiar, el terapeuta y la coordinación del acompañamiento los convocan para informarles acerca de los logros, nuevos objetivos y dificultades de la paciente, con el fin de brindar psicoeducación sobre la patología y resguardar las elecciones de *S.*

Desde el espacio del acompañamiento, las intervenciones se encaminaban en pos de brindar a *S.* posibles respuestas ante las preguntas de su familia, alentando la interacción y a no aislarse de ellos. *S.* comenzó a participar de algunas reuniones familiares y a exponer sus decisiones frente a su madre. Pidió su espacio y que respetaran su independencia.

Y el amar… Recordamos un dicho de la paciente al inicio del acompañamiento: "Yo no voy a poder tener nunca un novio o una familia, ni amigos, por la enfermedad". Actualmente, *S.* está iniciando una relación con un chico de su edad. Ha logrado potenciar su inclusión social: tiene dos amigas con las cuales comparte tiempo libre en sus tardes, se encuentra integrada positivamente en el hospital de día y encuentra una manera de insertarse en su familia sin perder su espacio.

CAPÍTULO 3

Programa de tratamiento domiciliario asistido

Dentro de la modalidad ambulatoria, encontramos un programa domiciliario intensivo, recomendado particularmente para pacientes que, tras estar institucionalizados, deben o quieren reincorporarse a sus hogares, pero su medio es insuficiente para contenerlos.

Destacaremos el dispositivo "Viviendas Asistidas (VA)", propuesto por la licenciada Virginia Martínez y la doctora Patricia Dotta desde su casa de Medio Camino. Se trata de un modelo operativo y eficaz, cuya finalidad consiste en supervisar al paciente que, luego de un proceso de contención y estabilización, necesita ser apoyado en su domicilio.

Este proyecto ofrece una alternativa de trabajo en red e interdisciplinario, auditado y supervisado bajo la dirección de la institución, la cual tiene comunicación con el equipo tratante y pactan en conjunto la estrategia a seguir.

Quienes participan en el plan son el equipo tratante del paciente, la institución, el equipo de AT, la familia, allegados y otros auxiliares (por ejemplo, enfermeros, personal doméstico, otros.). Su misión es promover, prevenir, rehabilitar y/o recuperar, acompañar a los pacientes de acuerdo con su diagnóstico, tratamiento y evolución en los aspectos físicos, psíquicos y sociales.

Se apuesta a disminuir el riesgo de una nueva institucionalización; participar en la rehabilitación de hábitos y rutinas en su medio, y acompañar al paciente en la reinserción en sus espacios sirviendo como puente para el pasaje de la institucionalización hacia el ámbito ambulatorio.

VA, como programa de salud, es una vivienda asistida, una casa tutelada que pretende mejorar la calidad de vida del paciente, asegurar el respeto y promover la dignidad humana.

Las VA proponen como objetivos generales:

- **Diagnóstico situacional:** realizar la evaluación del paciente y de la situación sociofamiliar, a fin de adaptar el plan a la particularidad de su situación.
- Ser el referente y enlace con el equipo tratante (médico y/ psicólogo) para acordar los objetivos de cada etapa.

— **Trabajo en red:** desde la dirección de la institución, se supervisa y trabajan situaciones vitales y estados de ánimo del paciente a través del contacto con el equipo terapéutico, el coordinador del equipo de AT, y los AT. Para ello:

— Se brindan entrevistas periódicas al paciente con la coordinación del equipo de AT y/o con la dirección de la institución para la auditoría general y la revisión del programa.

— Se ofertan entrevistas a los familiares y otras personas que estén vinculados a la paciente (por ejemplo, lazos barriales espontáneamente generados por el paciente) a fin de sumar redes de sostén.

El AT es actor fundamental para la implementación del programa, ya que es el nexo entre todas las partes intervinientes y quien se encuentra en el campo. Entre sus funciones, se orientará a:

— Supervisar el sostenimiento del esquema de medicación.

— Asegurar el sostenimiento de los lazos familiares y vinculares lo más libre posible de dificultades

— Garantizar el sostenimiento de los espacios productivos ya adquiridos en el momento de la consulta y aportar lazos sociales a través de la asistencia a otras actividades que puedan proponerse desde el acompañamiento terapéutico.

— Ayudar a organizar y sostener actividades propias, determinar intereses y organizar su día.

——. Ayudar en el aprendizaje de roles domésticos: pautas de higiene y orden, supervisión de compras y comidas, pago de servicios y boletas, organización con el dinero, otros.

——. Ayudar en el armado de algún tipo de actividad (estudios, pasatiempos, trabajos, etc.) como aportes positivos a la vida cotidiana.

El AT se encargará de ser el medio y el lazo entre la institución/equipo tratante y el paciente. Ayudará al sostenimiento de los objetivos propuestos, brindando herramientas particulares para cumplimentarlos.

En caso de ser necesario, participará del entrenamiento y la supervisión del personal doméstico o el cuidador del paciente (si lo hubiera), a fin de asesorar para el correcto manejo y la detección de puntos de urgencia.

El coordinador de AT organizará:

——. Las horas diarias de acompañamiento terapéutico, con el objetivo de evaluar la organización y el desempeño del paciente en actividades y el lugar donde reside; y supervisar el estado actual de pautas tales como organización del tiempo, alimentación, higiene personal y del lugar, administración de la medicación, otros.

——. La evaluación acerca de que sean uno o más AT quienes participen del trabajo, de acuerdo con el caso a caso. Preferentemente, serán dos o más, para ofertar figuras distintas que garanticen abordajes particulares y no generen desgaste de las relaciones.

Un testimonio

Se presentará el testimonio de Gabriela —una acompañante terapéutica de nuestro equipo—, quien participa junto a otra AT en el programa de VA de Pablo (*P.*), paciente de sexo masculino, 65 años, cuyo diagnóstico fue esquizofrenia paranoide.

P. estuvo alojado en una casa de medio camino por el lapso de ocho meses hasta realizar el desembarco en su propia casa. Si bien el recorrido del AT tuvo dos etapas (una dentro de la institución y la segunda en el programa de VA), ambas se dispusieron articuladas para ir trabajando gradualmente la problemática del paciente y facilitando su inclusión.

Describiremos el primer encuentro con la AT para dar a conocer al paciente.

"Me presento al paciente. Él se detuvo frente a mí, a escasos centímetros, mirándome fijo a los ojos, y con un tono de voz elevado, manifiesta que tiene alucinaciones auditivas, que advierte cuando las personas están hablando de él, que tiende a esconderse en la calle para que no lo vean y que percibe cuando alguien lo escucha en una actitud visiblemente seria y/o atenta pero que por dentro se está riendo de él. Expresa que todas estas situaciones le generan agresividad y quiere matar a todo el mundo. A medida que avanzaba en su discurso, *P.* iba retrocediendo mostrándose más relajado. Ya sentados en el sillón del living, se explaya y cuenta que las voces lo hostigan e injurian todo el tiempo hasta violentarlo. Esto comienza por lo bajo hasta que no puede controlarlo más y tiene que gritar e insultar para sacarlas afuera. Sabe que todo esto es producto de lo mal que lo trató su madre, pero que la perdona, ya que fue la primer mujer a la que amó. A su vez están los vecinos quienes lo espían todo el tiempo, están al tanto de todo lo que hace y dice dentro de su casa para luego comentarlo por todo el barrio. Él nota que los comentarios son de índole sexual, como por ejemplo si van o no a visitarlo chicas, y si va un amigo, dicen que es homosexual; además, creen que tiene poderes sobrenaturales para modificar las dimensiones de su pene. Por último, habla de su primo, quien según él es el promotor de todo lo que le acontece, pero que no se enfrenta a él porque de lo contrario tendrá que pelearse para siempre y no quiere hacerlo".

Durante la estadía en la casa de medio camino, se comenzó por implementar salidas por el barrio en compañía de la AT, a la consulta con su médico tratante y luego a su vivienda.

El primer objetivo era en pos de posibilitar la inclusión de un nuevo vínculo (el AT) en la escasa red del paciente. Hasta aquí, contaba con el primo y su esposa. Brindar al paciente una presencia sana, receptiva, contenedora y confiable para poder desde allí implementar algunas estrategias en su rutina. También, facilitar el reingreso a la comunidad, es decir, su barrio, porque las ideas paranoides lo mantenían aislado y "atrincherado" en el ámbito institucional.

Su evolución fue variando paulatinamente. Por la calle se movía atento, mirando incansablemente para todos lados. Corporalmente, buscaba la protección de la AT.

La primera visita a su casa fue el primer logro, aunque le generó marcada ansiedad.

P. mencionaba que "volvía a la escena del crimen y que no estaba listo para enfrentarse con los vecinos". Su casa se encontraba ordenada, limpia, y se podía observar que cada ventiluz, ventanas, extractores de aire y algunos tomacorrientes que no estaban en uso se encontraban tapados con papel de diario.

P. recorría los espacios, manipulaba sus pertenencias y preparaba algunas para llevarse a la institución. En las siguientes visitas a su hogar, *P.* permanecía dentro de la casa, sin siquiera salir al patio.

Cuando regresaban a tomar el transporte para ir a la institución, caminaba en estado de alerta, pendiente de los vecinos y con la cabeza baja. En el trayecto, iba revelando a la AT aquellos lugares a los que solía concurrir, como ser kioscos, bares, supermercado, otros. También señalaba cuáles eran las casas de las "brujas y vecinos que lo acosaban".

A medida que las visitas se iban sucediendo, poco a poco *P.* se fue apropiando de su espacio, de sus cosas, y cada vez le costaba más sostener el encuadre del horario de regreso a la institución. Comentaba "que él sabía que ése era su lugar, pero que no estaba listo para vivir solo, que necesitaba compañía". En este punto, comenzó a idearse, desde el pedido a su médico tratante, el programa para el retorno a su hogar.

Para ello fue necesario que *P.* se comprometiera a asumir su colaboración con la implementación del siguiente encuadre: asistir a las consultas con el psiquiatra, realizar la medicación en tiempo y forma, mantener una comunicación asidua con la institución (vía entrevistas, llamados, etc.), comunicarse con la coordinadora de AT y estar en su domicilio cuando el AT llegase en los días asignados.

En esta etapa, los objetivos asignados a los AT eran establecer hábitos y rutinas. Se fueron trabajando los siguientes comportamientos de la vida cotidiana: *higiene, alimentación, sueño, medicación,* y *vida social.*

Higiene del hogar y personal

Al encontrarse solo en su domicilio, el orden y la limpieza se fueron reduciendo. Se fue trabajando gradualmente la idea de que su hogar precisaba un mantenimiento, además de tutelar durante cada visita qué aspecto mejorar.

Surgió la posibilidad de incorporar algún personal doméstico para que lo asistiera. *P.* evaluó la posibilidad.

Autónomamente seleccionó a la encargada, lo cual posibilitó incorporar otro agente auxiliar a la red.

En cuanto a la higiene personal, si la AT lo encontraba desalineado, con ropa sucia y/o rota, le sugería qué aspectos debía mantener limpios y prolijos. *P.* pudo responder a las necesidades, resolviendo las deficiencias mediante los medios adecuados.

Alimentación

P. comía cuando se acordaba y/o cuando alguien llevaba comida. En muchas ocasiones, manifestaba sentirse agotado, con malestares y falta de energía, debido a la mala alimentación. Podía pasarse varios días tomando infusiones, sin cumplir el orden de comidas adecuado.

La presencia de la AT ayudó a encuadrar los horarios de comida y hacerle registrar que no contaba con provisiones ni alimentos. Se armaron listados en donde se orientaba la compra semanal, y *P.* realizaba el pedido telefónicamente o junto a la AT en el almacén.

En algunas oportunidades, se cocinaba en forma conjunta, se lo guiaba en la preparación de distintas comidas; además, se le sugerían recetas para que pudiera preparar los días en que se encontraba solo.

El dormir

Se le consultaba su rutina de sueño para comunicarla al equipo de trabajo. La presencia de la AT servía para organizar el dormir y para que las tardes fueran activas, evitando desarreglos en los horarios.

Medicación

P. se autoadministraba la medicación acorde al plan farmacológico indicado por su médico tratante.

Se supervisó el armado semanal del pastillero junto al paciente.

Ante alguna irregularidad, se trabajó con psicoeducación, y remitió a hablar sus dudas con su psiquiatra. Poco a poco, fue él quien manifestó que la medicación lo estaba ayudando.

Vida social (vecinos, amigos y familia)

Se trabajó para ampliar su red, recuperar afectos discontinuados e intentar restablecer los vínculos familiares y sociales afectados por sus descompensaciones.

La integración social fue lenta y progresiva. Antes de ser internado, tuvo episodios de violencia verbal con varios vecinos, hasta alcanzar la violencia física con uno de ellos.

Al inicio, *P.* no se animaba a salir solo de su casa. Su contacto con lo social era a través del teléfono. Entablaba vínculos con los repartidores, conversando cada vez que le llevaban los pedidos, y cuando la AT iba a acompañarlo a la consulta con el psiquiatra, aprovechaba para comprar cigarrillos para toda la semana.

Gradualmente, comenzó a salir, con la excusa de sacar a pasear a su perro. Buscaron lugares de pertenencia. Se implementó una rutina: ir al almacén, al bar y al puesto de diarios. Primero, la AT entablaba diálogos con los empleados, incluyendo a *P.* Con el tiempo, fue *P.* quien los generaba. Luego los paseos se hicieron más largos. Cuando se cruzaba con alguien, *P.* empezó a saludar con un "hola", y cuando obtenía una respuesta, se lo notaba más tranquilo.

Más tarde, empezó a acompañar a su AT hasta la parada del colectivo, mientras aprovechaba para pasear al perro. En el trayecto de regreso a su domicilio, mantenía contacto con los vecinos.

Actualmente, luego de un año y medio de VA, el acompañamiento cambió su objetivo hacia una etapa de mantenimiento; es decir, para contribuir a sostener los logros alcanzados por *P.* y para continuar promoviendo la autonomía.

P. ha evolucionado positivamente en estos aspectos. Se presenta aseado, y su casa conserva orden y limpieza. Ha ajustado los horarios de comida y cuenta con la cocina organizada. Respeta el tratamiento psiquiátrico y mantiene una comunicación fluida con el personal de la institución.

En relación con lo social, encontró un lugar de pertenencia en el barrio, estableciendo vínculos sociales con mayor facilidad: sale de su casa solo, asiste a alguna charla de su interés, hace las compras, conversa con los vecinos, sale a tomar café, ordena y paga sus cuentas, conversa, e invita y es invitado por vecinos a comer.

El AT pone su foco en aquellos días donde se le dificulta sostener sus rutinas y hábitos, ya sea por variaciones en el estado de ánimo, ideas paranoides, o por algún conflicto que se le presentó en lo cotidiano.

En esos momentos de especial fragilidad psíquica es cuando se pueden observar el beneficio o la utilidad que ofrece el programa de VA.

El trabajo constante del equipo para adherir e involucrar al sujeto en su tratamiento permite que, ante los conflictos propios de la vida cotidiana y ante su padecimiento, sepa que cuenta con un lugar y con personas de referencia a donde y a quienes puede acudir en busca de contención y respuestas.

Destacamos como virtudes del programa: la comunicación fluida y el ensamble entre todas las partes del equipo, la dinámica en la estrategia terapéutica, la importancia de construir una *red* para el paciente que posibilite su ingreso a la comunidad.

Dispositivos intermedios. Enlace entre acompañante terapéutico, Hostal y Casa de Medio Camino

*El vecino del barrio se daba cuenta
de que las necesidades del paciente no eran
distintas de las suyas.
Ante el problema de dar de alta a una persona…,
muchos percibían que estaban o que podían
llegar a estar en las mismas condiciones.
Comenzaba así la identificación
entre el sano y el enfermo, y el inicio de
la integración del enfermo.*

F. BASAGLIA
Conferencia de San Pablo, 1979

. . .

Como se puntualiza en el capítulo sobre dispositivos de tratamiento ambulatorio, existe una vasta regulación de injerencia internacional que promueve, entre otros aspectos, el proceso de desmanicomialización como horizonte para el tratamiento de sujetos con padecimiento psíquico.

Nos interesa visualizar cuál es la articulación posible entre los programas de tratamiento intermedio y el acompañamiento terapéutico, entendiendo que ambos contribuyen, en su accionar, a efectivizar la política para desmontar el manicomio.

Citamos a continuación la definición dada por el Ministerio de Salud y Acción Social para Casas de Medio Camino y Hostales (Resolución N.º 1121/86).

Casa de Medio Camino

Es una instancia terapéutica extrahospitalaria, intermedia y transitoria para la resocialización de pacientes internados de mediana o larga estadía en Hospitales Monovalentes de Salud Mental y en Salas de Internación de Salud Mental de Hospitales Generales.

Están destinadas a aquellos pacientes que por su evolución favorable han logrado mayor autonomía. Así, pueden integrarse a este plan de rehabilitación y resocialización en una fase previa al alta definitiva. Se hallan en condiciones de realizar de manera autónoma las actividades de la vida cotidiana, como así también las concernientes al mantenimiento de la residencia, con menor asistencia y coordinación, y mayor grado de interacción grupal y comunitaria.

La asistencia terapéutica de los pacientes incluidos en este tipo de programas será realizada por los Equipos de Salud Mental de las instituciones desde las que se derivan los pacientes o de la Institución de Salud Mental del Área Programática donde esté ubicada la Casa de Medio Camino.

Hostales

Es una instancia terapéutica extrahospitalaria, intermedia y transitoria para la resocialización de pacientes internados de mediana o larga estadía en Hospitales Monovalentes de Salud Mental y en Salas de Internación de Salud Mental de Hospitales Generales.

Este tipo de tratamiento será destinado a aquellos pacientes que por el momento del proceso de rehabilitación y resocialización aún no están en posibilidad de realizar con autonomía las actividades propias de la vida cotidiana, por lo cual requieren la asistencia y coordinación por parte del Equipo de Salud Mental.

Ambos mecanismos son concebidos en sus inicios como un recurso supletorio del hogar familiar e intermedio a las internaciones clásicas. Se les brinda, a quienes son alojados, vivienda, alimentación y abordaje terapéutico integral. El horizonte de estos tratamientos tiende a un proyecto de vida independiente. Dicho proyecto va desde la madurez emocional, que le permita alcanzar vínculos personales afectivos, estables y satisfactorios, a la inserción laboral u ocupacional y, de ser posible, también familiar, esto es, a través de un abordaje terapéutico interdisciplinario.

En consonancia a un concepto de salud moderno, estos regímenes apuntan a entender que los procesos de salud-enfermedad se presentan adheridos a otra realidad más compleja: la de la inclusión social, afectiva y laboral. Se tratará de intervenciones que requieren de un dinamismo frente a los conflictos que se vayan presentando durante el proceso de salud-enfermedad del paciente: "…no es el conflicto lo que define lo patológico, sino que es el bloqueo de los conflictos y la imposibilidad de resolver ese conflicto, físico, mental o social lo que certifica la idea de enfermedad".

. . .

Ahora bien, ¿cómo se enlaza el AT a estos dispositivos intermedios?

Más que un enlace, la figuración material de la combinación entre ambos componentes sería la de acople. Por las características ya explicitadas en este libro, el acompañamiento terapéutico se vuelve uno de los recursos terapéuticos por excelencia para complementar los procesos de contención que permitan forjar los mayores niveles de autonomía posible para los sujetos con padecimientos psíquicos.

La fusión entre ambos dispositivos permite la implementación de estrategias terapéuticas tendientes a sostener el lazo social. Conjuntamente, favorece la flexibilización de la concepción del encierro. En este aspecto, se genera un *afuera* contenedor que se apoya en soportes terapéuticos y vinculares.

Es importante considerar que funciona a modo de garantía para el paciente y el equipo. Además, destacamos la posibilidad de reducir los efectos de segregación y corte del lazo social de las internaciones psiquiátricas.

Describiremos a continuación un modelo de trabajo de un hostal dentro de la ciudad de Buenos Aires. Se trata de una institución con capacidad de alojamiento reducida, donde desde lo edilicio se han privilegiado la comodidad y el buen gusto para su huésped. En esta casona, se ha podido recrear y capturar un clima hogareño, siendo esto el espíritu y el motor de la concepción de un estilo particular de trabajo.

El paciente llega a ser alojado por derivación de su equipo tratante o porque conoce el lugar y lo evalúa como alternativa a sus necesidades de tratamiento. Posteriormente, en una entrevista de admisión, la dirección de la institución evalúa al paciente.

Además de él, la entrevista se realiza también, de ser posible, con la familia y el equipo tratante. En este encuentro, se apreciará principalmente si la sintomatología del paciente y el momento de la evolución del cuadro psicopatológico pueden ser abordados desde el hostal, o requiere ser derivado.

Será en este momento donde se recaben información general del paciente, expectativas del alojamiento y las estrategias dadas por los profesionales tratantes.

Para hacer efectivo su hospedaje, el paciente deberá prestar su consentimiento y notificarse de las normativas del reglamento de convivencia institucional, donde se estructura el funcionamiento general del lugar.

A la postre, será acompañado por personal, ama de llaves o psicólogo de guardia, hasta su habitación, donde podrá instalarse con sus efectos personales. En ese recorrido, podrá conocer los espacios comunes de la casa, presentarse a los demás pacientes y al resto del personal de planta.

Oportunamente será entrevistado por un psicólogo, quien se presentará como su referente institucional. Éste será el encargado de obtener y centralizar la información de su tratamiento y gestionará lo necesario durante su alojamiento. Estará en permanente contacto con la familia y/o equipo tratante.

En el marco de una entrevista en profundidad, se indagarán aspectos de la historia del sujeto y se evaluará la modalidad de implementación de la estrategia terapéutica cuando esté prescripta por el equipo tratante, o bien si ésta debe ser construida desde el equipo institucional del hostal.

Detallamos, a continuación, algunas de las derivaciones recibidas con mayor frecuencia por un hostal, las cuales podríamos diferenciarlas por el plazo necesario durante el cual el paciente será alojado, y enunciaremos los puntos de enlace con la figura del acompañante en cada uno de estos segmentos.

▪ Paciente con un nivel adecuado y autónomo de inserción laboral y social, que ha sufrido una descompensación y se alojó en hostal al egresar de una internación psiquiátrica, como paso intermedio para regresar a su domicilio. Generalmente, son alojamientos con un plazo preestablecido, acotado y con objetivos puntuales. El AT suele usarse puntualmente frente a situaciones que se valoran como desestabilizadoras para el paciente, hasta lograr la confianza necesaria para que se desempeñe por sí solo. Por ejemplo, volver al domicilio, es decir, al lugar donde sufrió el cuadro de descompensación por intoxicación con sustancias ilegales.

▪ Paciente que vive en su domicilio y se aloja debido a un episodio de inestabilidad que, por no presentar riesgos, puede ser abordado desde el hostal, donde permanecerá hasta su estabilización. Suele incluirse el acompañamiento como soporte de aquellos espacios donde el paciente se evalúa.
La participación del AT queda centrada en las salidas a la calle, o bien al rearmado y la organización de actividades con posterioridad a un episodio de hipomanía.

▪ Paciente que no ha sufrido una crisis ni una desestabilización, pero que, sin embargo, presenta dificultades para vivir solo o con su familia. Se aloja como alternativa de vivienda, cuidado y tratamiento.

Son alojamientos pensados con plazos mayores, donde se trabajarán esos aspectos que han dificultado la convivencia. Se podrán especificar objetivos a corto, mediano y largo plazo; como puede suceder en pacientes con cuadros de esquizofrenia paranoide, a quienes puede abordarse desde la organización de cuestiones básicas como alimentación, sueño, higiene, hasta el armado de una rutina y hábitos que le permitan una mejor calidad de vida.

Se suelen incluir AT para las tareas que no puede gestionar de manera autónoma, con el horizonte puesto en delegarlas total o parcialmente una vez avanzado el tratamiento.

- Paciente que presenta dificultades los fines de semana. Existe la modalidad llamada club de fin de semana. Se trata de un espacio de reunión donde el sujeto se sentirá contenido y orientado en cuanto qué hacer en su tiempo ocioso.

Desde la realización de actividades dentro de la institución hasta la planificación de salidas como cine, teatros, otros, con AT.

- Paciente que requiere estar acompañado durante el día puede ser incluido en el llamado hostal de día, donde el paciente es estimulado y orientado mientras va organizando y resolviendo las dificultades que se le presentan en la ordenación de su vida cotidiana, como el trabajo, el estudio, el desempeño doméstico. Por la noche, regresa a su espacio de pertenencia.

La supervisión de los tratamientos psicofarmacológicos, como control y administración de la medicación, también es uno de los objetivos de esta instancia de cuidado.

Independientemente de la modalidad en que se haya alojado el paciente, será parte de un grupo, de una casa de pacientes. Desde esta concepción, es abordado por el equipo institucional. Trabajando sobre las dificultades y las cuestiones propias de la convivencia con otros, es que se habilita un espacio terapéutico grupal llamado reuniones de convivencia.

Todos los pacientes son convocados por un profesional. Se abre así un espacio de elaboración grupal para el abordaje de las situaciones que implican vivir con otros. La mediación y la conciliación son siempre puntos de referencia, y lo que quede fuera de este encuadre se encauza hacia otros espacios.

. . .

Hemos recorrido algunas de las modalidades del alojamiento de un hostal y su concepción como casa de pacientes, lo que da lugar a un estilo particular de trabajo. A continuación, nos interesa hacer referencia a la existencia de otros actores de relevancia en estas casas, en su modalidad de funcionamiento.

El AT institucional

Existe la figura del acompañante institucional desde el espacio de prácticas profesionales supervisadas, en convenios de intercambio académico institucional con centros de formación y universidades.

Los alumnos de carreras afines a la salud mental circulan por la experiencia de un hostal con supervisión profesional y docente durante algunos meses, dejando a nuevos alumnos al finalizar el espacio.

Esta modalidad funciona en franjas horarias determinadas y conocidas, ofreciendo a quien está alojado un espacio distinto, una compañía a disposición de lo emergente dentro de la institución, desde una charla, un juego de mesa hasta el hecho de compartir una película o acompañarse en silencio.

Este lugar está incluido conceptualmente en el organigrama institucional y en la lógica de todos los que componen un hostal, personal profesional, no profesional y pacientes que podrán convocarlos a diferentes espacios.

Se trata de la inclusión de una figura que oferta una presencia sana y abierta para sostener lo cotidiano de la escena, mientras atraviesa una experiencia de formación teórico-práctica en acompañamiento terapéutico.

El AT institucional eventual

Será aquel o aquellos que se convoquen en situaciones donde la evaluación del paciente o el grupo indiquen la necesidad de reforzar la mirada y la capacidad de intervención del personal de planta.

Ingresa por una situación puntual, como sería el caso de reforzar una guardia nocturna, y se retira una vez evaluada la remisión de dicha necesidad.

Estas inclusiones son favorecidas cuando el acompañante ya ha estado en contacto y conoce el funcionamiento institucional. Igualmente deberá incluirse como parte del hostal, alineado a sus normativas y funcionamiento.

El personal no profesional

Será el que se ocupe de la gestión doméstica y administrativa del hostal. Tendrá funciones específicas y un reglamento institucional propio.

El equipo está compuesto por un ama de llaves, cocinera y mucamas. Este equipo cuenta con un espacio de trabajo junto a un profesional de la institución. Aquí se brindará orientación para la gestión y el trato con pacientes.

Dada la modalidad de trabajo, hay un contacto y una sociabilidad cotidianos entre personal y paciente, que amerita ser auditado para un mejor abordaje, brindando recursos a todos los que trabajan para el paciente.

Además, la información y la observación del personal no profesional son de relevancia para el abordaje terapéutico propuesto por un hostal, dado que serán quienes puedan informar sobre comportamientos, manejos y actitudes de los pacientes con lo cotidiano, desde el comportamiento con la comida y la mesa, el aseo de su habitación y de sí mismo, hasta el descanso y todo aquello que una persona realiza en una casa donde vive con otros.

Estos aportes de lo cotidiano, en su máxima expresión, es una de las particularidades que pueden ser abordadas e incluidas en el tratamiento de un hostal. Aquí lo cotidiano habla del momento de ese sujeto, cómo se alimenta, cómo duerme, cómo se relaciona con los demás y cómo se higieniza; cada aspecto es un aporte para la construcción de una mirada diacrónica de su evolución.

Como decíamos, dentro de un hostal, lo cotidiano habla y debe ser escuchado. En este sentido, decimos que cobra relevancia diagnóstica. Hay un acceso permanente a este nivel de información, y será parte del trabajo de los profesionales incluirlo en las hipótesis y las estrategias de trabajo.

CAPÍTULO 5

Discapacidad.
Intervenciones del AT

Acompañante terapéutico
en el ámbito familiar

Las familias con un integrante con una discapacidad no difieren del resto en su aspecto amplio. Como otras, promueven entre sus integrantes valores, costumbres, tradiciones, y en ese marco funcionan, educan y se desarrollan sus integrantes.

En la familia, el niño se desarrollará física y emocionalmente. Se constituirá su psiquismo, tendrá sus primeras vivencias y experimentará vínculos que le permitirán forjar las bases necesarias para desarrollarse como adulto.

Las diferencias en las familias con un hijo con una discapacidad aparecen en otros aspectos.

En nuestra experiencia, encontramos, en un porcentaje elevado de casos, que la exogamia es obstaculizada por el grado de *inter*dependencia adquirido. Dependencia construida a lo largo de los años, que hace necesario asistir y controlar a ese integrante. Es como si hubiera una detención en la cadena del desarrollo subjetivo, que los ubica en el lugar de niños eternos. Son nominados como niños, tratados y cuidados como tales. Ésta es la oferta familiar para ese integrante. Se le ofrece quedarse allí, encriptado en una infancia continuada.

Del mismo modo, este grado de interdependencia funciona en la dinámica familiar como la "situación problema" por excelencia. El niño se vuelve depósito de ansiedades, frustraciones y angustias, invisibilizando de esta manera la existencia de otras disfunciones familiares.

Ocasionalmente, la oferta familiar existente para ese sujeto con una discapacidad comienza a ser cuestionada desde lo externo o desde el propio sujeto, que en su desarrollo físico y emocional propone nuevas situaciones. El mecanismo funcional sostenido por años comienza a fallar y entra en crisis.

El acompañamiento terapéutico es pensado como un recurso de intervención directo a estas situaciones, con altas posibilidades de lograr un nuevo equilibrio. Una de las principales dificultades que enfrentamos es la del desconocimiento de esta posibilidad terapéutica, sumado al estado actual del Sistema de Prestaciones Básicas de Atención Integral a Favor de las Personas con Discapacidad, que aún no lo contempla dentro de las prestaciones sociales.

La derivación a acompañamiento terapéutico es realizada por los profesionales tratantes, con el objetivo de incluir una figura externa en la dinámica familiar, e instrumenta una estrategia de trabajo que incidirá en lo cotidiano, especialmente en los vínculos.

Esto provocará movimientos emocionales entre los integrantes, cuando no estallidos, que deberán reencauzarse desde la supervisión del acompañamiento terapéutico, a fin de ser conducidos dentro del tratamiento de la cura.

Características del acompañante que trabaja con sujetos con una discapacidad

En el ámbito de la discapacidad cognitiva, las intervenciones más comunes que se realizan desde el acompañamiento terapéutico se orientan a consolidar el mayor grado posible de autovalimiento, a restablecer rutinas y hábitos, a lograr adherencia a los tratamientos o la realización de actividades a favor de la inclusión en ámbitos públicos y/o privados.

El AT no intervendrá en lo orgánico de un paciente, en su discapacidad, en su disfunción. Esta limitación está dada desde la genética y deberá aceptarla. La dimensión de la falta se le hará presente de una manera particular. Según cómo resuelva el atravesamiento de sus propios límites, favorecerá o entorpecerá la implementación de una estrategia terapéutica.

Es común encontrar algunos mecanismos o posiciones defensivas que se activan en los AT y deben ser supervisados para evitar que obstaculicen el abordaje, tornándose negativos para el paciente. Mencionaremos dos de ellos:

- **Discurso del saber:** el AT se ampara en sus conocimientos académicos o se apoya en cierta trayectoria clínica, dejando al sujeto en el lugar de la falla, sin posibilidad de escuchar nada de lo particular. En este caso, el AT puede reconocer lo específico del diagnóstico orgánico, operar sobre éste, pero ofrece una solución estándar, sin contemplar lo particular del sujeto. El sujeto queda reducido a la falta, sin posibilidad de desplegar su subjetividad.
- **Discurso romántico:** desde un discurso amoroso, *hipertierno*, el AT completa de manera ilusoria al sujeto, negando el déficit orgánico e invisibilizando su impacto. De esta manera, el sujeto queda destituido de su posición particular como sujeto.

Un testimonio

Presentaremos el testimonio de Diego acerca del acompañamiento que realizó con Roberto (*R.*), paciente de más de 80 años diagnosticado con un cuadro de depresión severa. Este cuadro se había desencadenado a partir de la ceguera parcial del paciente, que afectaba su visión, permitiéndole distinguir sólo sombras. No puede leer ni diferenciar colores o rostros. Es como si hubiese quedado atrapado en un mundo de sombras.

En su manifestación paroxística de la depresión, *R.* había sido encontrado un día en la terraza del edificio, en lo que fue considerado un intento de suicidio que puso en alerta a la familia y la movilizó en dirección de la consulta psiquiátrica, en la que se le indica acompañamiento permanente. La familia se organiza de manera tal de cubrir las 24 horas, incluyendo, por sugerencia médica, acompañamiento terapéutico, aunque *R.* no estaba convencido de la propuesta.

Primeras dificultades. En el primer encuentro, el AT es atravesado por una pregunta: ¿qué hago frente a un sujeto que desconozco y que no me convoca? En el escenario familiar, los integrantes se encontraban impactados ante el cambio, sin poder aceptarlo. Parecían estar sufriendo el duelo del padre, del marido y del abuelo que *R.* había sido. Querían que volviera a ser el que ya no era, ni sería.

Por su parte, *R.* recibió con desgano al AT. Se encontraba perfectamente ubicado en tiempo y espacio, mantenía una conversación coherente y conservaba un criterio de realidad más que razonable. *R.* no perdió el tiempo y le formuló al AT su propia demanda. Notaba que su memoria estaba deteriorada y, puntualmente, quería trabajar sobre este problema.

El punto de partida del AT fue entonces evaluar qué pasaba con la memoria de *R.* Para ello, se abocó a la búsqueda de bibliografía específica sobre trabajos de evaluación y ejercitación de la memoria.

El material obtenido presentó un doble obstáculo: por un lado, la mayor parte de los ejercicios para la memoria a los que accedió requerían el empleo de la visión, y por el otro, el resto de las tareas que, con una leve adaptación podían emplear, como completar refranes o memorizar una lista de palabras asociadas a un determinado rubro, resultaban simples al punto que el paciente le preguntaba si se la "hacía fácil" a propósito.

Poco duraron los ejercicios premoldeados, y el AT se encontró de golpe con las manos vacías, desconcertado y dubitativo, como un pintor frente a la tela en blanco en el instante de la primera pincelada. Mientras tanto, sentía que *R.* escudriñaba su sombra como diciendo: "Y, pibe, ¿para cuándo?".

El siguiente paso consistió en buscar el material apto, no sólo para poder cumplir con los requerimientos explícitos del paciente, sino que, a su vez, permitiera sondear los territorios posibles de exploración. Por dónde y hasta dónde podían transitar no sólo sin causar daño sino, además, procurando un aporte que mejorara la calidad de vida del paciente, puesto que un acompañamiento eficiente pero ineficaz deviene en un esfuerzo estéril y nocivo, tanto para el AT como para su acompañado.

Se introduce, entonces, la etapa de los cuentos —cortos, medianos, largos, cortísimos, fantásticos, graciosos, eróticos—, recurso al que el AT acude, aunque con otra finalidad que la pensada inicialmente. Ya no se trataba de evaluar la memoria del paciente, sino de abrir la puerta a determinados temas que, encarados en forma directa, podrían generar resistencia.

Nos viene bien como ejemplo un cuento policial ambientado en el Medioevo europeo, en el que una muchachita de condición humilde es encontrada en el río, asesinada por su noble amante luego de que éste se hubiera enterado de que ella llevaba en su vientre el fruto de un amor clandestino.

¿Qué tiene que ver este relato con la problemática actual del paciente? La mortalidad. Ya sabemos que, siempre que el paciente habla, lo hace respecto de sí. Entonces, si cae en el engaño y logra hablar de la muerte de otro, aunque sea un otro de ficción, puede desplegar sus propias fantasías.

El tiempo corría, y el AT se encontraba ahí, cara a cara con *R.*, desafiante en su insolente desgano. Los cuentos inicialmente se incluyeron para evaluar su memoria y permitieron secundariamente conocer su capacidad de simbolización.

"Recuerdo la tranquilidad que me invadió cuando constaté la capacidad simbólica de *R.* Ya ni me acuerdo qué cuento estábamos leyendo, pero sí la timidez con la que me acerqué a la primera metáfora: *arracimados en el suelo*.

—Dígame, *R.*, ¿qué significa *arracimados en el suelo*?

—Bueno —respondió *R.*—, que estaban todos juntos, amontonados, tirados en el piso.

Fue como poner en marcha un tren a vapor. No dejamos metáfora en pie. Las anotamos en un cuaderno e hicimos oraciones, no sin dificultad, pero la cosa salía".

Iniciaron el período de lectura de los cuentos, tarea que demandó un esfuerzo considerable. El paciente no se acordaba de lo que se leía y pretendía que el AT se detuviera en cada párrafo para que lo repitiera de memoria, como quien estudia una canción patria.

El AT intervino con una negativa a su demanda porque consideraba que, en ese momento del acompañamiento, se suscitaba un doble juego en el que el paciente disputaba con él un saber respecto de sí que se empeñaba en demostrar: su irremediable problema de memoria, a la par que desafiaba al acompañante pidiendo una solución.

El acompañante percibió que *R.* comenzaba a investirlo de cierto supuesto saber. Empezaba a preguntarle cosas sueltas que averiguaban por Internet, charlaban de noticias antes de comenzar la tarea, le pedía opinión. La transferencia asomaba tímidamente.

Con los cuentos, vinieron las quejas. *R.*: "¿Ve que no me acuerdo de nada? Usted me lee y yo no me acuerdo, además yo no tengo el nivel intelectual que usted tiene". En rigor de verdad, no era así. La información estaba y emergía. Con un gran esfuerzo, finalmente se conseguía levar anclas. En cada encuentro, esta tensión se centraba en el "¿por qué?".

"La respuesta vino casi azarosamente, de la mano de un libro de cartas de amor de Fernando Pessoa a su único amor conocido, Ofelia. Deliciosas y sencillas cartas de amor. Paralelamente, comencé a dar por sentado que la información respecto de lo que leíamos estaba incorporada (para no poner de relieve la falta y llamar con ella a la angustia), y nos dedicamos a hablar de los temas que proponía el material escogido. En el caso de este libro, las cartas de amor de Pessoa a Ofelia nos vinieron como anillo al dedo porque faltaban las respuestas a esas cartas (que al día de hoy no se han encontrado), y eso nos dio la oportunidad de recrear la historia".

El acompañamiento siguió transcurriendo un tiempo más, buscando autores y temas más acordes al interés de R. Ante la sorpresa del AT, un día llega a la casa de R. y se encuentra con diarios y revistas de opinión al lado del sillón en el que se sentaba habitualmente. Por si el mensaje no era claro, el pedido era bien explícito: "Quiero que hoy leamos un poco el diario". Así fue como empezaron un tercer período de lectura de diarios y revistas.

La depresión se había desencadenado con la ceguera y, a partir de entonces, R. no pudo ver nunca más una puesta de sol, el rostro de sus hijos, el de sus nietos, ni el de su mujer. Su movilidad y su autonomía se resintieron seriamente, pero ¿eran acaso estas pérdidas las determinantes de su depresión?

El AT pudo evaluar que en parte sí, tal vez, pero sólo en parte. En este pedido de lectura sobre la realidad actual, nacional e internacional, política y científica, R. estaba pidiendo que le prestara sus ojos para volver a ser un hombre informado, puesto que "un hombre puede ser padre, esposo y abuelo, en tanto y en cuanto sepa sobre la realidad de su tiempo y espacio circundantes".

Respecto de la familia, la relación del AT con ella fue fundamental. La puerta de la casa la abría y la cerraba la esposa de *R.* Algunas intervenciones del equipo apuntaron también a mejorar la calidad de vida de la señora de *R.* de manera directa, instándola a que su mundo no girara exclusivamente en torno a la patología de su marido y a que preservara espacios propios.

¿Qué resultados podemos derivar de esta experiencia?

El acompañamiento permitió que lentamente el grupo familiar aceptara la condición actual de *R.* y no alimentara la fantasía de la cura.

Y, con respecto a *R.*, se obtuvo que el paciente nos esperara con el deseo de trabajar, que hiciera chistes, que no estuviera pensando todo el tiempo en que se ha convertido en un recipiente de enfermedades que se acumulan. Se alejó a *R.* del borde, y esto alivió la tensión familiar.

Intervenciones inclusivas en el ámbito escolar para personas con discapacidad

En el marco legal actual de la provincia de Buenos Aires, existe la posibilidad de que el acompañante terapéutico se incluya en el proyecto de inclusión escolar desde la siguiente resolución:

Profesional Privado no Docente

Disposición 53/2006 (ANEXO*). Resolución 4635/2011.
Provincia de Buenos Aires

Cuando se trate de alumnos con NEE de alta complejidad y asociadas a psicopatologías graves, se considerará la necesidad, conveniencia, factibilidad, pertinencia o no de incorporar la figura de Profesional Privado No Docente.

El PPND aparece como un nuevo actor terapéutico en el proyecto general de inclusión, siendo la figura que acompaña de manera permanente al niño durante la jornada escolar. Al igual que en otros acompañamientos, su trabajo y sus intervenciones estarán coordinadas y supervisadas por un profesional externo.

Desde el aula, colabora con el proyecto pedagógico individual y con la adquisición de contenidos académicos de manera secundaria, siendo su principal objetivo la contención y el soporte emocional que le permitan al niño desarrollar habilidades sociales de interacción con pares y autoridades, alentando las respuestas asertivas e interviniendo en aquellas conductas disruptivas.

Quien se ocupará específicamente de la adecuación de los contenidos académicos será la maestra integradora, la que tendrá la tarea de adaptar las currículas de actividades y ajustar las evaluaciones al proyecto pedagógico individual.

Esta maestra puede estar designada por el Equipo de Orientación Escolar (EOE) de las Escuelas de Educación

Especial, y en esos casos no suele estar en el aula de manera permanente, sino que lo hace algunas horas de la semana; o existe la posibilidad de que las familias contraten un Equipo de Inclusión Escolar Privado.

Detallaremos un modelo de trabajo de un centro de acompañantes que posibilita pensar al AT como una figura de relevancia en el plan de inclusión escolar permanente.

Las familias son las que llegan a consulta y lo hacen generalmente derivadas por el profesional tratante que las referencia.

Se las cita a una entrevista con las directoras del centro, con el fin de evaluar sus necesidades y si están dadas las posibilidades desde el centro y su staff de profesionales para responder a los requerimientos.

En ese primer encuentro, se les pide a las familias asistir sin el niño, evitando generar falsas expectativas en éste, quien será evaluado en un momento posterior, cuando ya se haya avanzado en la admisión y la implementación del dispositivo.

El proceso de inclusión del PPND implica movimientos múltiples y simultáneos en diversos espacios.

La escuela

Será uno de los espacios protagónicos del proceso de inclusión permanente. Es parte del trabajo de los profesionales dialogar con la escuela a fin de encontrar pautas de trabajo conjuntas.

Si bien legalmente las escuelas deben dar lugar a estos procesos, es innegable el trabajo extra que esto les genera. Por ello se les oferta el mayor soporte profesional posible. Desde la realización de reuniones donde informar a los docentes y los funcionarios de la escuela sobre el rol y las funciones del PPND, haciendo foco en las necesidades del niño y despejando los juicios previos.

Suelen escucharse temores sobre superposición de funciones, aspectos legales y de relación laboral, responsabilidades e injerencias de cada parte.

Además, se ofrecen charlas abiertas a la comunidad educativa, dado que, por tratarse de una intervención donde un adulto nuevo se incluye en el aula, se generan preguntas y ansiedades que deben ser alojadas y orientadas para evitar que resulten obstáculos del proceso.

Este tipo de actividades exceden a la definición del PPND pero, desde una ética y una responsabilidad de trabajo, se realizan como vía de difusión y respaldo a una práctica relativamente joven en el campo de la educación y la salud mental.

Los profesionales tratantes

Generalmente, los equipos tratantes están coordinados por uno de los profesionales intervinientes; suele ser un médico psiquiatra, un neurólogo o el terapeuta que realiza la orientación a padres y es quien está en contacto permanente con el coordinador del proyecto de inclusión.

Son equipos interdisciplinarios conformados por:

- Psiquiatra.
- Neurólogo.
- Psicólogo.
- Psicopedagogo.
- Terapista ocupacional.
- Fonoaudiólogo.
- Musicoterapeuta.
- Maestra integradora.
- AT/ PPND.

Es importante encontrar una modalidad de circulación de información entre los profesionales, que permita la integración de las áreas. Desde el correo electrónico hasta las reuniones serán espacio de debate y construcción del proyecto interdisciplinario.

La familia

En los inicios de estos procesos, generalmente las familias aún están conmovidas por el largo proceso de consultas médicas, estudios clínicos, evaluaciones y entrevistas a las que se han sometido para arribar a un diagnóstico, con el que debieron afrontar la gestión de un certificado de discapacidad para uno de sus hijos.

Será un trabajo preliminar del centro y los profesionales tratantes acompañar en este tránsito, y contener las angustias, las inquietudes y las ansiedades que emerjan. Es interesante poder transmitirles la importancia que los padres tienen como gestores y agentes dentro del tratamiento global. Dentro de las posibilidades de cada una de las familias, la participación activa y alineada con el proyecto de inclusión favorecerá sustancialmente al niño. Por eso se trabajará con y junto a ellos, con el objetivo de incluirlos como agentes fundamentales para alcanzar los objetivos propuestos.

Las obras sociales

Incluimos las obras sociales como actores partes en estos procesos, motivados por el protagonismo que adquiere para las familias con quienes trabajamos la tramitación de las prestaciones; muchas veces, este factor es restrictivo, de no haber medios económicos para solventarlas.

Si bien existe un nomenclador que establece los valores de cada prestación, cada obra social o servicio de medicina prepaga establece cuáles serán la modalidad y las exigencias que sus afiliados deben acreditar.

Testimonio de una familia

H. cumplió 3 años de edad. Ese año, había iniciado su escolaridad en un jardín privado de la provincia de

Buenos Aires. Al poco tiempo, las docentes detectaron algunas dificultades en *H.*, por lo que derivaron a su familia a realizar una consulta profesional.

En resumidas cuentas, sus padres atravesaron una agotadora e intensa serie de consultas, estudios médicos y evaluaciones, con lo que llegaron a diagnosticar al niño con retraso madurativo. Les indicaron tratamiento especializado y maestra integradora (MI) permanente en la jornada del jardín al que asistía.

La normativa vigente en provincia de Buenos Aires estipula que la MI es un recurso coordinado por una Escuela Especial; esto implicaba que había que matricular a *H.* en una Escuela Especial paralelamente a su jardín.

La MI asiste al niño integrado en jornada parcial, quedando una brecha entre lo indicado —integración permanente— y la normativa que indica que la MI asiste de manera parcial al niño. Fue posible cubrir esa brecha desde la inclusión del acompañante permanente (profesional privado no docente-PPND). Esta inclusión se logró no sin antes atravesar una serie de dificultades administrativas y de sincronización de espacios y profesionales. Uno de los obstáculos más importantes fue el desconocimiento sobre el rol y las funciones; fue necesaria la realización de un trabajo previo de concientización que habilitara un lugar conceptual y práctico en todos los involucrados: escuela, escuela especial, familia y equipo tratante.

H. necesitaba un apoyo vincular que le permitiera comunicarse y relacionarse dentro del jardín. La mayor preocupación de sus padres era encontrar la persona indicada para la tarea, y con esta demanda llegaron a consulta. Es en las entrevistas y charlas donde pueden alojarse las expectativas y los temores respecto del proceso que va a comenzar.

Al poco tiempo del ingreso de la PPND, *H.* comenzó a nombrar a sus compañeros por su nombre (anteriormente todos eran llamados con el mismo nombre, el de uno de sus compañeros de mayor afinidad). Comenzó a incluir a otros niños en su juego. Aumentó la capacidad de atención. Aumentó su tolerancia a la espera, trabajando con la oferta de una actividad estructurada y anticipada.

Era en la salida de la escuela donde se generaban situaciones que aumentaban la ansiedad, que pudo acotarse ofreciéndole ver un video como "cierre" de un día de trabajo. Al finalizar el año, la familia resaltó la inclusión del PPND: no fue sólo favorecedora para su hijo, sino también para el grupo de sus compañeros y la docente.

CAPÍTULO 6

El Centro de Día, otra opción posible para la inserción

El Centro de Día es definido por el Ministerio de Salud y Acción Social como el servicio que se brindará al niño, joven o adulto con discapacidad severa o profunda, con el objeto de posibilitar el más adecuado desempeño en su vida cotidiana, mediante la implementación de actividades tendientes a alcanzar el máximo desarrollo posible de sus potencialidades.

A través de las actividades, se procurará alcanzar los siguientes objetivos específicos:

- Lograr la máxima independencia personal.
- Adquirir hábitos sociales tendientes a la integración social.
- Integrarse adecuadamente al medio familiar de pertenencia.

—. Evitar el aislamiento en el seno familiar o institucional.

—. Desarrollar actividades ocupacionales previamente seleccionadas y organizadas de acuerdo con las posibilidades de los concurrentes.

—. Apoyar y orientar a la familia.

—. Implementar actividades tendientes a lograr la participación de los concurrentes en programas de acción comunitaria, acordes con sus posibilidades.

El Centro de Día procurará, fundamentalmente, brindar contención a personas que, por el nivel severo o profundo de su discapacidad, no estén en condiciones de beneficiarse de programas de educación y/o rehabilitación. Tratará, en todos los casos, de estimular intereses y desarrollar aptitudes en los beneficiarios, para alcanzar en cada uno el mayor nivel de desarrollo posible.

El tipo de discapacidad de los beneficiarios puede ser mental, motriz, sensorial o visceral. Pero, en todos los casos, su nivel será severo o profundo, o podrá tratarse también de personas multidiscapacitadas.

Servicios y actividades

El Centro de Día deberá disponer para la atención de sus concurrentes lo siguiente:

—. *Atención médica:* actualización de diagnósticos, pronósticos y tratamientos. Prescripción y/o control de medicamentos y estudios específicos. Derivación y coordinación con otros servicios médicos especializados donde recibe atención el concurrente.

— *Apoyo familiar y/o individual:* se desarrollarán acciones tendientes a fortalecer los vínculos con el grupo familiar del concurrente y desarrollar nuevos con otros integrantes del medio donde se desenvuelve.

— *Actividades de integración:* desarrollo de actividades integradas en el Centro de Día, la familia y la comunidad, de acuerdo con las posibilidades de los concurrentes. Se procurará la utilización de recursos comunitarios, promoviendo la realización de paseos a pie, o en transportes públicos o privados, festejos y juegos socializadores, participación en espectáculos públicos, etc. En todos los casos, se tendrán en cuenta las características y las posibilidades de la población concurrente.

— *Actividades de la vida diaria:* se contemplará todo lo relativo a la adquisición y el mantenimiento de hábitos de higiene, alimentación, vestido, hogar, otros.

— *Actividades laborales no productivas:* desarrollo de diferentes tipos de actividades de acuerdo con las aptitudes y los intereses de los concurrentes, procurando alcanzar el mayor grado de autorrealización posible (trabajo con cerámica, papel, cartón, mimbre, telas, etc.).

— *Actividades de expresión corporal o educación física:* se desarrollarán actividades de tipo recreativo, con juegos de iniciación a nivel individual o grupal que permitan alcanzar el nivel más amplio posible de comunicación y expresión.

— *Actividades de música o musicoterapia:* se implementarán actividades individuales y grupales tendientes a establecer un canal de comunicación no verbal, completándolo con las actividades desarrolladas en otras áreas.

Frecuencia de atención

Por las características del servicio que se ofrece, deberá funcionar de lunes a viernes en doble turno (mañana y tarde). No obstante, por razones de carácter regional o local, podrán existir centros de día que funcionen en un solo turno (mañana o tarde).

Las actividades se desarrollarán durante todo el año, pudiéndose interrumpir por vacaciones en aquellos casos que la situación sociofamiliar de los concurrentes así lo permita.

En los Centros de Día de jornada completa, podrá haber comedor para los concurrentes que no puedan almorzar en su domicilio, aunque podrá no haberlo en aquellas zonas del país donde se acostumbra el almuerzo familiar.

Modelo de trabajo

Nos interesa describir a continuación un modelo de trabajo de un Centro de Día para jóvenes y adultos con discapacidad cognitiva. En su proyecto institucional, ha podido lograr acabadamente las características esperables de las prestaciones de un Centro de Día, con la inclusión de AT como parte del abordaje de las dificultades de sus concurrentes y las familias.

Se trata de un centro ubicado en la ciudad de Buenos Aires, con capacidad de atención reducida, que ha logrado conformar un equipo de profesionales capaz de responder a las necesidades de su población. Su premisa básica está centrada en el bienestar de sus concurrentes. Desde allí, se diseñan y ejecutan las estrategias y los proyectos institucionales.

La consulta de los concurrentes se realiza generalmente por referencias de un profesional. Se realiza una entrevista con el aspirante a concurrir y su familia; o, en caso de estar judicializado, acompañado por su curador. Principalmente, se evalúa si las características y las necesidades pueden ser atendidas desde el centro. De no ser así, se deriva.

A las familias no admitidas se les brindan los datos del contacto de la o las instituciones que se cree tienen la posibilidad de responder a sus necesidades. Este aspecto permite construir la derivación de manera sólida y efectiva.

En caso de ser admitido, se lo incluirá en uno de los grupos de trabajo. Estos grupos están a cargo de un orientador, quien realiza su tarea con un máximo de cinco concurrentes. De esta manera, puede prestar una atención especial a las necesidades de cada uno. Se diseñarán estrategias de evaluación y desarrollo personalizado.

Ésta es una marca institucional y un modelo que evidencia beneficios para sus integrantes. En un encuadre sostenido por una rutina, horarios y compañeros estables, se trabajará durante las mañanas en actividades de taller. Desde espacios literarios, uso de PC e Internet, lectoescritura y otros. El límite será la evaluación permanente de las potencialidades del grupo y sus integrantes.

Al ingresar, en cada jornada compartirán el desayuno y el almuerzo al medio día, en un espacio común a todos los grupos. En cada mesa, se ubica también un orientador, con la función de auditar el manejo y prestar ayuda a quienes la requieran. Los lugares de las mesas también son preestablecidos.

Esta distribución favorece la organización y el mejor funcionamiento del comedor. En estos espacios, se orienta a los concurrentes desde el adecuado comportamiento en una mesa compartida hasta la estimulación de la comunicación espontánea entre pares.

Durante la tarde, se planifican actividades orientadas a un trabajo más físico, como gimnasia, actividades de la vida diaria, expresión corporal, musicoterapia, cocina; se finaliza la jornada con una merienda, donde cada uno se retira con su transporte, familia, AT o solo, en caso de estar autorizado.

Por fuera de las rutinas semanales, existe una gran oferta de actividades. Tienden a la recreación y la inclusión en espacios barriales. Aquí pueden ser abordadas cuestiones de la vida diaria, tales como el manejo en la vía pública, el uso del dinero y viajar en transporte público.

El arco de propuestas del centro se extiende desde las visitas a distintos lugares de interés cultural y artístico de la ciudad hasta las salidas para la realización de caminatas, compras, pago de impuestos y desayunos en un bar del barrio.

Semanalmente, también se realizan asambleas generales con todo el grupo de concurrentes. La coordinación corre por cuenta de un profesional de la institución. Cada concurrente es invitado a exponer ante el grupo los malestares por la convivencia grupal o aquellas situaciones individuales que quiera compartir.

Como se trata de un espacio abierto, se autoriza y valida la palabra de cada integrante, mientras se trabajan cuestiones como la escucha y la tolerancia. Al mismo tiempo, se los estimula a encontrar soluciones desde la mediación y la conciliación, ubicando al grupo como protagonista de la institución.

Las familias

Por lo general, toman contacto con la institución después de un largo recorrido que incluye a profesionales e instituciones en la vida de su hijo. El Centro de Día aparece cuando la opción de escuela ya ha quedado atrás. Las residencias suelen ser el horizonte próximo.

Con cada familia se mantiene un contacto cercano y constante, de manera individual, mediante entrevistas, llamados telefónicos y notas en un cuaderno de comunicaciones. Además, se las invita a trabajar en un grupo conformado por las familias: padres y hermanos.

Este grupo no ha nacido de manera espontánea, se lo ha logrado conformar como resultado de la convicción de los profesionales sobre sus beneficios. Desde esta instancia, se insistía con la propuesta más allá de los pobres resultados iniciales. La propuesta despertaba ansiedades y resistencias que fueron alojadas, para posteriormente diluir y consolidar un grupo de padres que funcionara como una red social y de contención, más allá de los muros institucionales.

A medida que pasaban los encuentros, los profesionales y los coordinadores aparecían ocupando un papel secundario. Habilitaban un espacio para la resonancia de sus experiencias y sus proyecciones, funcionando como un espacio de orientación y hasta de proyección de actividades para la época de vacaciones de sus hijos.

El AT

El Centro de Día puede evaluar la necesidad de la inclusión del AT dentro del espacio institucional. Eventualmente, debido a las dificultades en el proceso de adaptación de alguno de sus concurrentes, se convoca a un AT con el fin de recrear un espacio de *uno a uno* que trabaje sobre un lazo posible con el grupo. Asimismo, para amortiguar aquellas situaciones disruptivas que se generen por el hecho de compartir el espacio con otros. La cuestión es pensada como un recurso que permite la transición para su posterior desvinculación. El tiempo de intervención dependerá de la evolución del concurrente.

Otra de las inclusiones eventuales y específicas por las que el centro convoca al AT es aquélla derivada de la necesidad de funcionar como refuerzo de la observación y la intervención de los profesionales. Tal cosa sucede en la realización de una salida a un espacio público y masivo.

Como el Centro de Día cuenta con un *staff* de profesionales que puede responder a lo emergente, resultan escasas las situaciones que permiten pensar como imprescindible la inclusión del AT.

Las mayores derivaciones de acompañamiento terapéutico están relacionadas con las dificultades que las familias refieren en el domicilio. Y van desde lograr la adherencia y la asistencia al Centro de Día hasta cuestiones de hábitos y autovalimiento.

Si bien inicialmente son orientadas a resolverlas desde la familia misma, hemos visto que la inclusión de un tercero externo (AT) en la dinámica familiar genera otros efectos que favorecen la implementación de la estrategia terapéutica.

Un testimonio

M. era un joven de 17 años de edad, con diagnóstico de retraso madurativo profundo, con sintomatología autista y un nivel de lenguaje precario. Asistía de lunes a viernes, en jornada completa, a un Centro de Día sito en un barrio de la Capital Federal.

Su madre manifestó que tenía dificultades en el manejo doméstico de su hijo. Un episodio de excitación psicomotriz derivó en una internación psiquiátrica.

Específicamente, ella debía higienizarlo, acomodar su ropa y asistirlo en el baño.

Dado que, en el Centro de Día, las profesionales informaban que *M.* no evidenciaba ninguna dificultad en hacer estas tareas de manera autónoma, se le sugirió a la madre la intervención de un AT para fortalecer los espacios de autonomía.

La coordinación del AT propuso asistirlo semanalmente en la pileta libre, en un club cercano al centro de día. La idea apuntaba a que, desde esta actividad recreativa, se construyera un vínculo entre *M.* y el AT, para favorecer la intervención. La indicación dada concebía recrear la actividad tanto de vestimenta como de higiene en el área de vestuarios, para evaluar y trabajar aquellas disfunciones observadas por su mamá.

Según el testimonio de Stella, acompañante de nuestro equipo, una de las dificultades iniciales estuvo en la comunicación. "Nunca antes había estado con una persona que no respondiera con palabras, sólo me miraba fijamente, no podía saber qué quería, qué le gustaba, qué pensaba, y uno de los mayores temores era pensar cómo comunicarme: ¿De qué manera generar un vínculo? ¿Cómo podría responder a mis indicaciones?".

El tiempo, los encuentros y las rutinas favorecieron el entramado de una comunicación ligada a lo gestual, al contacto físico. Las respuestas se propiciaban ante las indicaciones sencillas, directas y afirmativas.

Uno de los objetivos planteados era que *M.* se vistiera y se sacara la ropa solo, para ir a la actividad de pileta. Inicialmente, miraba como quien espera ser ayudado.

Tomaba la mano de la AT diciendo "Tú", ante lo cual ella volvía a dar la indicación correspondiente.

Fueron varios meses de trabajo donde se repetía la instrucción. Y empezó a desempeñarse solo cuando la AT le mostró, a la manera de un espejo, cómo debía hacer las cosas. La AT nombraba cada logro para reforzarlo positivamente nombrándolo, y *M.* devolvía una sonrisa.

Se pudo observar que, además de mejorar el manejo autónomo de su circunstancia, *M.* gradualmente comenzó a estar más comunicativo desde los gestos y se mostró más afectivo con su familia, con sus compañeros, con el personal del centro y con su AT.

Estos cambios y avances de *M.* generaron un efecto paralelo en su mamá, quien dejó atrás a un hijo que sólo le demandaba cambiarlo y limpiarlo, para vincularse con un adolescente que poseía gustos y deseos propios.

CAPÍTULO 7

El lugar del AT en una clínica de agudos. Internación psiquiátrica

La internación psiquiátrica consiste en un dispositivo para el tratamiento intensivo de patologías cuyo abordaje ambulatorio resulta insuficiente y un riesgo para el paciente.

La Ley de Salud Mental 26.657, en su Art. 14, dictamina: "La internación es considerada como un recurso terapéutico de carácter restrictivo, y sólo puede llevarse a cabo cuando aporte mayores beneficios terapéuticos que el resto de las intervenciones realizables en su entorno familiar, comunitario o social. Debe promoverse el mantenimiento de vínculos, contactos y comunicación de las personas internadas con sus familiares, allegados y con el entorno laboral y social, salvo en aquellas excepciones que por razones terapéuticas debidamente fundadas establezca el equipo de salud interviniente".

Agrega, en su Art. 15, que las internaciones deben ser lo más breves posibles y en ningún caso utilizarse para resolver problemas de viviendas o sociales, función reservada al Estado, el cual, en todo caso, debe proveer los recursos necesarios.

Actualmente, contamos con hospitales públicos y clínicas privadas que brindan esta prestación a pacientes con riesgo cierto e inminente para sí o para terceros.

A continuación, presentaremos un modelo de abordaje del tratamiento de una internación psiquiátrica en una institución privada, con el fin de posibilitar la construcción de un imaginario que enmarque la lectura del rol y la función del acompañante.

El proceso comienza con la evaluación del médico de guardia, quien realiza un examen psíquico y médico. Una vez realizada esta evaluación inicial, el paciente es acompañado por personal de enfermería, que lo lleva a la habitación designada.

En esta instancia, tiene el segundo contacto con el personal de la institución: control de signos vitales por enfermería, así como evaluación de las pertenencias que pudiesen ser perjudiciales para su estadía.

A la espera de ser evaluado en las próximas horas (en general, de 24 a 48 horas) por un equipo de salud mental (psiquiatra, psicólogo y eventualmente otros profesionales) designado por su prepaga u obra social, el paciente comienza a tomar la medicación indicada por el médico de guardia, pertinente al motivo de internación y al diagnóstico presuntivo.

Durante el transcurso de la internación, recibirá evaluaciones periódicas por su equipo tratante. Asimismo, podrá participar de los diferentes talleres terapéuticos organizados por la clínica, compartir las cuatro comidas del día con el resto de los pacientes e interactuar con ellos en espacios comunes.

También tendrá la posibilidad de ser evaluado por el médico y el psicólogo de guardia, en caso de necesidad, y recibirá visitas y llamados telefónicos según horarios institucionales, aunque puede haber excepciones.

Es frecuente que tenga salidas breves, acompañado de familiares, como una instancia previa al alta. La familia del paciente participa en entrevistas durante la internación, no sólo para recibir informes evolutivos sino también para recibir psicoeducación.

El equipo que trabaja en una clínica de agudos es interdisciplinario. No sólo cuenta con médicos psiquiatras, psicólogos y enfermeros, sino que también incluye —entre varios— asistentes sociales, musicoterapeutas, terapistas ocupacionales, talleristas, médicos clínicos y AT.

Por lo general, las clínicas y los hospitales cuentan con talleres (de escritura, teatro, lectura, musicoterapia, gimnasia, estimulación cognitiva, etc.), terapia ocupacional, asambleas y reuniones entre pacientes.

Estas actividades son coordinadas por profesionales capacitados; tienen la finalidad de fomentar la integración y la socialización de los internados, potenciar la conexión con algunos oficios, estimular las expresiones artísticas y la creatividad, evitar la desconexión con el afuera durante la estadía, promover la reflexión y moderar las tensiones grupales generadas por los grupos heterogéneos, entre otros beneficios.

El acompañamiento terapéutico en esta modalidad suele ser convocado por los profesionales de salud, mediante consignas precisas y específicas, con el fin de brindar recursos personalizados que no afecten la dinámica de la institución, sino que colaboren focalizando objetivos. Se solicita ante casos en que:

La institución

- Requiera personal de apoyo debido a las características heterogéneas del grupo en ese momento internado. Convocará al AT de carácter institucional para complementar la mirada de los profesionales de turno, supervisando y/o asignándole tareas específicas.
Por ejemplo: reforzar guardias nocturnas, convocatoria en los talleres, en el horario de visita, etc.

El paciente

- Requiera guardia permanente por la severidad de su patología.
El AT hace de soporte al personal de la institución, brindando una mirada evaluadora y dando indicacio-

nes específicas para su cuidado. Estará atento a la presencia de signos de riesgo, e intercomunicado con el personal de guardia para dar una respuesta eficaz y pronta a una emergencia.

Por ejemplo, se solicita al AT ante un paciente que presenta elevado nivel de impulsividad e ingresa por intento de suicidio.

— Se niegue a participar de las actividades y/o las rutinas de higiene y alimentación.

El AT lo abordará particularmente, estimulándolo a incorporarse a las actividades, o bien las desarrollará junto con él, hasta que pueda incluirse en el grupo.

Por ejemplo, se solicita ante un paciente depresivo que presenta desgano para levantarse de la cama.

— Sea menor de edad y requiera una atención individualizada.

— Presente un cuadro demencial, alguna enfermedad orgánica o discapacidad que requiera mayor atención y cuidados, con el fin de prevenir accidentes o actos inadecuados con otros miembros de la institución.

— Requiera ser acompañado a realizarse estudios clínicos fuera de la institución.

— Requiera ser acompañado en los permisos de salidas.

El acompañamiento puede ser convocado en los diferentes momentos del proceso: en el ingreso del paciente, debido al nivel de desorganización, dada la severidad de su cuadro en pos de evaluar su evolución en una franja de 24-48 horas o el tiempo que requiera; durante su evolución, ante pedidos específicos de los médicos tratantes que respondan a la estrategia particular pensada para el paciente (por ejemplo, acompañarlo a su casa, en sus actividades ociosas o laborales, con el fin de evaluar su reacción al regresar a su medio antes del alta); mediar una salida con la familia (si le cuesta vincularse tras la crisis, o la familia es disfuncional); ayudarlo a realizar trámites que no se siente capaz de realizar solo, etc.

También puede requerirse el AT cuando el paciente se encuentre cercano al alta; cuando se evalúa que el paciente requerirá —en el momento del egreso— de acompañamiento para sostener y trabajar la adherencia a los tratamientos, o bien no cuenta aún con un nivel de autonomía suficiente para reincorporarse solo a los diferentes ámbitos.

Deberemos tener presente que los síntomas y las características de la personalidad del paciente, por encontrarse transitando una crisis aguda, están exacerbados.

En casos así, el acompañante deberá conservar un semblante que le exigirá mayor serenidad y actuar oportunamente a la hora de intervenir; sustentar su aptitud para tolerar las frustraciones; mantener un nivel de confianza en sus recursos y capacidad para soportar emociones desbordadas y conductas tensas por parte del paciente.

No deberá olvidarse que el trabajo del AT tiene que estar ensamblado con la línea institucional, y que no se encuentra solo, sino que responde, para operar, al sistema donde se encuentra inserto.

Lo más conveniente es que conozca al personal de guardia, las normas institucionales y el funcionamiento institucional interno. Provisto con estos apoyos, podrá abordar con seguridad las embestidas de los pacientes; sobre todo, de los que poseen una mayor resistencia al abordaje, es decir, aquéllos con déficit en el control de los impulsos, los transgresores, los querellantes, los oposicionistas, los manipuladores, etc.

Tales pacientes buscan transgredir y liderar desde sus aspectos psicopáticos. Ante ellos, la ley, como ente regulador, debe ser impuesta a partir de estrategias adecuadas desde las intervenciones.

En consecuencia, el AT primordialmente deberá establecer un vínculo empático que posibilite disminuir la intensidad de la ansiedad y el dolor del paciente de hallarse solo durante una crisis.

El AT debe manejarse con una actitud facilitadora o directiva para solicitar y acompañar la ejecución de indicaciones psicoterapéuticas.

Sus intervenciones deben orientarse desde "el aquí y ahora", es decir, intentando contener al paciente en el momento que está atravesando: "el estar internado", por ejemplo.

También debe funcionar como un operador cuya finalidad sea derivar a sus espacios individuales el despliegue de la historia del paciente. De esta manera, el AT se preserva de no obturar ni contradecir la línea del equipo tratante.

Es importante trabajar con el paciente su motivación para salir adelante, mejorar sus expectativas, y promover la noción de proceso y proyectos a mediano, corto y largo plazo. En todo esto, hay un fin claro, que es alentar su reinclusión, a la espera de un mejor pronóstico.

Un testimonio

Se solicitó un pedido de acompañamiento terapéutico. Debía realizarse en una clínica psiquiátrica para la observación y la evaluación de un paciente masculino (lo llamaremos *R.*), de 17 años.

En el diagnóstico presuntivo, se indicaba un trastorno bipolar. Ingresó a internación por intento de suicidio: se había arrojado desde el último piso de un *shopping*. En sus antecedentes clínicos, presentaba asma y alteraciones en el sueño. En su red familiar, existía un vínculo complejo e inestable con la madre, desde el fallecimiento del padre.

Se organizó un acompañamiento intensivo de 48 horas para evaluar la inserción y la adaptación en la clínica. Especialmente, había que resguardarlo de la posibilidad de riesgo ante acciones impulsivas, y también indagar y observar los vínculos familiares.

A partir del testimonio de Paola, una acompañante de nuestro equipo, haremos un recorte del dispositivo.

En un principio, *R.* se mostró reticente ante el personal de la clínica y los acompañantes; casi no hablaba y coartaba cualquier posibilidad de diálogo. El AT se limitaba a acompañar desde su observación y a preguntar ante la posibilidad de brindarle alguna ayuda. Se evitó forzar el diálogo o cualquier tipo de actividad. Antes bien, se lo invitaba a ello. De este modo, se evitaba que la intervención fuera interpretada como invasiva.

R. empezó a familiarizarse con el programa. Fue tomando mayor contacto tanto con el personal de la clínica como con la AT. Incluso la incluía en sus comidas o en sus actividades (juegos de cartas, de PC, lecturas). Si bien *R.* no hablaba del motivo de la internación, se consiguió generar un vínculo entre el AT y el paciente a partir del acompañamiento en actividades que a él le gustaba realizar.

A raíz de una visita de la madre y de un pedido del paciente para que la AT permaneciera durante el horario de visita, se pudo observar una de las raíces de la relación problemática entre madre e hijo. Ante una discusión con ella, el paciente se angustió y pudo expresar lo que sucedía con su madre: que había poco diálogo entre ellos; la violencia ante los límites, y el vínculo tenso entre ambos. También manifestó un gran malestar en relación con el duelo del padre, quien había fallecido en su niñez.

A partir de la presencia y la contención de la AT en ese espacio, hubo una apertura del paciente al tratamiento, aceptó la posibilidad de trabajar estos temas junto al equipo tratante, y agradeció la escucha y la compañía.

Desde entonces, se incluye solo en las actividades y con el resto de los pacientes, se amolda a las normas institucionales y pide escucha a los profesionales de guardia cada vez que *R.* lo considera necesario.

CAPÍTULO 8

La mirada psiquiátrica

(a cargo de la doctora **Patricia Dotta**,
especialista en Psiquiatría, codirectora del Hostal La Casa,
Casa de Medio Camino)

Analicemos a continuación cuáles son los factores de mayor relevancia, desde mi punto de vista, en la práctica cotidiana para los acompañantes. A lo largo de este libro, se han ido desarrollando diferentes capítulos que ayudarán a la formación o el entrenamiento de los acompañantes.

Me pregunto cuáles pueden ser las mayores dificultades con las que se enfrentarán a lo largo de su desempeño, y surgen varias respuestas, a saber:

— Falta de dirección o coordinación en el trabajo asignado; esto conduce generalmente a que la herramienta se desperdicie y los objetivos se malogren, ya que, aunque se recabe información valiosa, no será aprovechada como corresponde. Como mencioné antes, el conocimiento mutuo entre equipo tratante, coordinación de acompañamientos y acompañantes en sí mismos tiende a que esta posibilidad se minimice.

— Reconocimiento y valoración adecuados de los síntomas y/o del diagnóstico personal y situacional del paciente; para esto, se requieren, sin dudas, el conocimiento y el sentido común que cada paciente amerita.

— Evaluación de los efectos farmacológicos terapéuticos o adversos que los pacientes puedan presentar. Esto permitirá tener una visión mucho más precisa acerca del plan indicado, facilitando los cambios que llegarán a ser necesarios en el proceso, y acortando los tiempos de éste.
Para que este ítem pueda ser cumplido, lo ideal sería que los acompañantes contaran con una mínima educación y entrenamiento en la detección de estas variables, y además con la información pertinente, que deberá ser brindada por el psiquiatra a cargo.
Además, permitirá anticipar o diferenciar, por ejemplo, entre un efecto adverso farmacológico y una variante del cuadro clínico del paciente, o percibir más o menos rápidamente si un paciente está o no tomando su medicación tal como está planteada.

— Intervención, en caso de ser necesario o indicado, con los familiares o el entorno social con el que cuenta el paciente.

No pretendo con esto plantear la posibilidad de que los acompañantes sean indefectiblemente coterapeutas (aunque algunas veces así resultan, a pesar de que, considero, no debería suceder, salvo indicación expresa), sino utilizar el recurso en el momento en que la intervención será más efectiva, además de adecuada, pertinente o necesaria.

Sabemos que es frecuente encontrarnos con familias parcial o falsamente colaboradoras, que tienden a boicotear, aun inconscientemente, la estrategia implementada, por lo que una intervención a tiempo o el aporte de la información a quien podrá utilizarla pueden evitar o moderar un fracaso terapéutico.

Finalmente, me permitiré una breve disquisición acerca de la nueva Ley de Salud Mental y el tema que nos convoca.

A partir de su promulgación, la ley ha cambiado, en algunos casos notoriamente, las posibilidades de abordaje de algunos pacientes. Planteando la diferenciación entre internaciones voluntarias y no voluntarias, se ha dificultado la posibilidad de internar a algunos pacientes que se muestran resistentes a la indicación, a pesar de que nuestra experiencia demuestre que se beneficiarían con ella.

Más allá del debate que la ley ha suscitado por sí misma, en este contexto, es lógico pensar que los acompañamientos terapéuticos tendrán un nuevo, frecuente y destacado campo de aplicación, y que los profesionales encargados de hacer uso de este recurso, tan útil, también tendremos que entrenarnos para poder trabajar en equipo más eficientemente.

Apéndice

Algunas consideraciones para padres y docentes. Dificultades en el normal desarrollo de un niño

Este apartado intenta brindar recursos simples y prácticos a familiares y docentes que en lo cotidiano encuentran dificultades en el "normal" desarrollo de un niño.

Como profesionales especializados, entendemos que la detección precoz y el diagnóstico profesional serán las bases para favorecer el mejor desarrollo de ese hijo/alumno que está presentando una particularidad en su desarrollo. Suele ser nombrado, en lo cotidiano, como "lo que no funciona".

Una vez que padres o docentes detectan alguna "disfunción", creemos que es importante que el chico sea atendido profesionalmente. Las personas que conviven con él, sea en la casa o en la escuela, tienen una importante y particular mirada sobre la situación. En este sentido, podrán aportar datos de la experiencia que significa convivir con ese niño y del lazo afectivo que se ha construido entre ellos y que él ha permitido o no construir. Y estos datos son de una particular relevancia a la hora de una correcta evaluación.

Sobre esa particularidad observada, la familia deberá realizar una consulta, en primer lugar, con el médico pediatra. Y, en la escuela, con el gabinete psicopedagógico. Ellos evaluarán si se trata de algo esperable o que debe ser atendido por profesionales especializados.

Suele suceder que la apreciación sobre esa dificultad sea minimizada por el mismo entorno, y se pueden estar subestimando impresiones de tal manera que, de no tener un tratamiento, el costo recaerá sobre el desarrollo del niño.

El tiempo se constituye en una variable importante en el tratamiento. En consecuencia, exhortamos a hacer las consultas en el lapso más breve posible, independientemente de que la percepción de esa "disfunción" sea difusa. Es común escuchar esta frase: "Noto que algo no está bien, pero no sé qué es…".

Encontramos dos etapas puntuales en el desarrollo de un niño, a partir de las cuales suelen generarse las consultas.

Una primera etapa radica en el seno familiar, que es donde se detecta el problema. Ocurre a una edad cercana a los dieciocho meses. Los factores preponderantes son las preocupaciones que giran en torno al momento en que el niño debe lanzarse a caminar, a la comunicación, al sostenimiento de la mirada, a las respuestas al adulto.

Y una segunda etapa, que generalmente es detectada por los docentes, se da en el inicio de la institucionalización, sea en jardines, escuelas, clubes.

A continuación, enumeramos una lista de preguntas que, al estilo de un protocolo de procedimientos, permita orientar y decantar lo relevante de la situación observada.

Como primer paso, proponemos al observador suspender los prejuicios o las sanciones de valor sobre la situación. Nos referimos a los argumentos como: "es un capricho", "es un maleducado", "es un consentido", "tiene problemas de conducta", "tiene problemas de aprendizaje"…, y otras expresiones por el estilo.

No decimos que no pueda ser una respuesta a la situación. Sólo que, si no vamos más allá de esas respuestas, no hay posibilidad de detectar otras necesidades.

Ahora bien, con una mirada objetiva, sugerimos hacer estas preguntas que ordenarán la situación.

¿Qué pasa con los demás niños de esa edad? Esta pregunta nos ubica en el normal desarrollo de la capacidad que estemos evaluando. Es fundamental tener en claro el parámetro del desarrollo esperable para esa edad.

— *¿Por qué no puede?* Esta pregunta nos llevará a revisar cuestiones básicas que facilitan detectar los posibles obstáculos. Se sugiere revisar si el contexto y los materiales son los adecuados. Suele suceder que las dificultades de aprendizaje están correlacionadas con el modelo de enseñanza, y allí ya no se trata de revisar al niño, sino la propuesta de aprendizaje institucional.

— *¿Nunca puede, o en determinadas situaciones sí lo logra?* Aquí podremos abrir los matices de la dificultad, las posibilidades, y así, delinear cuáles son las necesidades.

— *¿Cómo fueron otras adquisiciones del desarrollo de ese niño?* Esto nos permitirá examinar el comportamiento frente a las conquistas y las dificultades de ese niño en particular.

— *¿Hubo cambios de relevancia en su entorno físico y/o vincular?* Acontecimientos como duelos, mudanzas, conflictos familiares pueden afectar el desarrollo esperable.

Luego de responder estas preguntas, estaremos acercándonos a una respuesta posible a la situación planteada. En consecuencia, se podrá orientar a familias y profesionales para obtener un diagnóstico, en principio siempre presuntivo.

La derivación especializada se logrará cuando aquello que generó la consulta pueda ser nombrado, rotulado, caratulado. En este punto, se dará inicio a un circuito de consultas y derivaciones.

El encuentro con este diagnóstico implica enfrentarse con el nombre del problema, pero en el fondo no resuelve nada en sí mismo. Solo será el punto de partida para la selección de profesionales y los tratamientos adecuados.

En las primeras consultas, será necesario que los padres puedan brindar la mayor cantidad de información posible sobre el desarrollo del niño. Se trata de entrevistas que tendrán una duración mínima de una hora.

En el transcurso de cada una de ellas, se deberán recabar los detalles evolutivos, las conquistas y las competencias del niño. Es decir, todo lo que permita tener una visión amplia de la situación.

Estos datos son necesarios para la implementación de una planificación centrada en la persona (PCP). Esto significa que no habrá tratamientos estandarizados para cada diagnóstico, sino que cada niño deberá ser evaluado y diagnosticado para proponerles a él y a su familia un tratamiento adecuado a su singularidad.

En las últimas décadas, han proliferado mucho las técnicas para el tratamiento de las dificultades en el desarrollo del niño. Se sugiere tener como referencia aquellas que hayan logrado validación científica.

Entendemos que la conformación de equipos interdisciplinarios favorecerá el abordaje de las dificultades y las posibilidades de desarrollo del niño. Escuela, familia y profesionales deberán sostener una estrecha comunicación para favorecer la integración de los resultados y de las intervenciones.

Ley Nacional de Salud Mental N.º 26.657

Derecho a la Protección de la Salud Mental.
Disposiciones complementarias. Derógase la Ley N.º 22.914.
Sancionada: *noviembre 25 de 2010.*
Promulgada: *diciembre 2 de 2010.*

El Senado y Cámara de Diputados de la Nación Argentina reunidos en Congreso, etc. sancionan con fuerza de Ley:

Ley nacional de salud mental

Capítulo I
Derechos y garantías

Artículo 1.º — La presente ley tiene por objeto asegurar el derecho a la protección de la salud mental de todas las personas, y el pleno goce de los derechos humanos de aquellas con padecimiento mental que se encuentran en el territorio nacional, reconocidos en los instrumentos internacionales de derechos humanos, con jerarquía constitucional, sin perjuicio de las regulaciones más beneficiosas que para la protección de estos derechos puedan establecer las provincias y la Ciudad Autónoma de Buenos Aires.

Artículo 2.º — Se consideran parte integrante de la presente ley los Principios de Naciones Unidas para la Protección de los Enfermos Mentales y para el Mejoramiento de la Atención de Salud Mental, adoptados por la Asamblea General en su resolución 46/119 del 17 de diciembre de 1991. Asimismo, la Declaración de Caracas de la Organización Panamericana de la Salud y de la Organización Mundial de la Salud, para la Reestructuración de la Atención Psiquiátrica dentro de los Sistemas Locales de Salud, del 14 de noviembre de 1990, y los Principios de Brasilia Rectores; para el Desarrollo de la Atención en Salud Mental en las Américas, del 9 de noviembre de 1990, se consideran instrumentos de orientación para la planificación de políticas públicas.

Capítulo II
Definición

Artículo 3.º — En el marco de la presente ley se reconoce a la salud mental como un proceso determinado por componentes históricos, socio-económicos, culturales, biológicos y psicológicos, cuya preservación y mejoramiento implica una dinámica de construcción social vinculada a la concreción de los derechos humanos y sociales de toda persona. Se debe partir de la presunción de capacidad de todas las personas. En ningún caso puede hacerse diagnóstico en el campo de la salud mental sobre la base exclusiva de:

a. Status político, socio-económico, pertenencia a un grupo cultural, racial o religioso;

b. Demandas familiares, laborales, falta de conformidad o adecuación con valores morales, sociales, culturales, políticos o creencias religiosas prevalecientes en la comunidad donde vive la persona;

c. Elección o identidad sexual;

d. La mera existencia de antecedentes de tratamiento u hospitalización.

ARTÍCULO 4.º — Las adicciones deben ser abordadas como parte integrante de las políticas de salud mental. Las personas con uso problemático de drogas, legales e ilegales, tienen todos los derechos y garantías que se establecen en la presente ley en su relación con los servicios de salud.

ARTÍCULO 5.º — La existencia de diagnóstico en el campo de la salud mental no autoriza en ningún caso a presumir riesgo de daño o incapacidad, lo que sólo puede deducirse a partir de una evaluación interdisciplinaria de cada situación particular en un momento determinado.

Capítulo III
Ámbito de aplicación

ARTÍCULO 6.º — Los servicios y efectores de salud públicos y privados, cualquiera sea la forma jurídica que tengan, deben adecuarse a los principios establecidos en la presente ley.

Capítulo IV
Derechos de las personas con padecimiento mental

ARTÍCULO 7.º — El Estado reconoce a las personas con padecimiento mental los siguientes derechos:

a. Derecho a recibir atención sanitaria y social integral y humanizada, a partir del acceso gratuito, igualitario y equitativo a las prestaciones e insumos necesarios, con el objeto de asegurar la recuperación y preservación de su salud.

b. Derecho a conocer y preservar su identidad, sus grupos de pertenencia, su genealogía y su historia.

c. Derecho a recibir una atención basada en fundamentos científicos ajustados a principios éticos.

d. Derecho a recibir tratamiento y a ser tratado con la alternativa terapéutica más conveniente, que menos restrinja sus derechos y libertades, promoviendo la integración familiar, laboral y comunitaria.

e. Derecho a ser acompañado antes, durante y luego del tratamiento por sus familiares, otros afectos o a quien la persona con padecimiento mental designe;

f. Derecho a recibir o rechazar asistencia o auxilio espiritual o religioso;

g. Derecho del asistido, su abogado, un familiar, o allegado que éste designe, a acceder a sus antecedentes familiares, fichas e historias clínicas;

h. Derecho a que en el caso de internación involuntaria o voluntaria prolongada, las condiciones de la misma sean supervisadas periódicamente por el órgano de revisión.

i. Derecho a no ser identificado ni discriminado por un padecimiento mental actual o pasado.

j. Derecho a ser informado de manera adecuada y comprensible de los derechos que lo asisten, y de todo lo inherente a su salud y tratamiento, según las normas del consentimiento informado, incluyendo las alternativas para su atención, que en el caso de no ser comprendidas por el paciente se comunicarán a los familiares, tutores o representantes legales.

k. Derecho a poder tomar decisiones relacionadas con su atención y su tratamiento dentro de sus posibilidades.

l. Derecho a recibir un tratamiento personalizado en un ambiente apto con resguardo de su intimidad, siendo reconocido siempre como sujeto de derecho, con el pleno respeto de su vida privada y libertad de comunicación.

m. Derecho a no ser objeto de investigaciones clínicas ni tratamientos experimentales sin un consentimiento fehaciente.

n. Derecho a que el padecimiento mental no sea considerado un estado inmodificable.

o. Derecho a no ser sometido a trabajos forzados.

p. Derecho a recibir una justa compensación por su tarea en caso de participar de actividades encuadradas como laborterapia o trabajos comunitarios, que impliquen producción de objetos, obras o servicios que luego sean comercializados.

Capítulo V
Modalidad de abordaje

Artículo 8.º — Debe promoverse que la atención en salud mental esté a cargo de un equipo interdisciplinario integrado por profesionales, técnicos y otros trabajadores capacitados con la debida acreditación de la autoridad competente. Se incluyen las áreas de psicología, psiquiatría, trabajo social, enfermería, terapia ocupacional y otras disciplinas o campos pertinentes.

Artículo 9.º — El proceso de atención debe realizarse preferentemente fuera del ámbito de internación hospitalario y en el marco de un abordaje interdisciplinario e intersectorial, basado en los principios de la atención primaria de la salud. Se orientará al reforzamiento, restitución o promoción de los lazos sociales.

Artículo 10.º — Por principio rige el consentimiento informado para todo tipo de intervenciones, con las únicas excepciones y garantías establecidas en la presente ley. Las personas con discapacidad tienen derecho a recibir la información a través de medios y tecnologías adecuadas para su comprensión.

Artículo 11.º — La Autoridad de Aplicación debe promover que las autoridades de salud de cada jurisdicción, en coordinación con las áreas de educación, desarrollo social, trabajo y otras que correspondan, implementen acciones de inclusión social, laboral y de atención en salud mental comunitaria. Se debe promover el desarrollo de dispositivos tales como: consultas ambulatorias; servicios de inclusión social y laboral para personas después del alta institucional; atención domiciliaria supervisada y apoyo a las personas y grupos familiares y comunitarios; servicios para la promoción y prevención en salud mental, así como otras prestaciones tales como casas de convivencia, hospitales de día, cooperativas de trabajo, centros de capacitación socio-laboral, emprendimientos sociales, hogares y familias sustitutas.

ARTÍCULO 12.º — La prescripción de medicación sólo debe responder a las necesidades fundamentales de la persona con padecimiento mental y se administrará exclusivamente con fines terapéuticos y nunca como castigo, por conveniencia de terceros, o para suplir la necesidad de acompañamiento terapéutico o cuidados especiales. La indicación y renovación de prescripción de medicamentos sólo puede realizarse a partir de las evaluaciones profesionales pertinentes y nunca de forma automática. Debe promoverse que los tratamientos psicofarmacológicos se realicen en el marco de abordajes interdisciplinarios.

Capítulo VI
Del equipo interdisciplinario

ARTÍCULO 13.º — Los profesionales con título de grado están en igualdad de condiciones para ocupar los cargos de conducción y gestión de los servicios y las instituciones, debiendo valorarse su idoneidad para el cargo y su capacidad para integrar los diferentes saberes que atraviesan el campo de la salud mental.

Todos los trabajadores integrantes de los equipos asistenciales tienen derecho a la capacitación permanente y a la protección de su salud integral, para lo cual se deben desarrollar políticas específicas.

Capítulo VII
Internaciones

ARTÍCULO 14.º — La internación es considerada como un recurso terapéutico de carácter restrictivo, y sólo puede llevarse a cabo cuando aporte mayores beneficios terapéuticos que el resto de las intervenciones realizables en su entorno familiar, comunitario o social. Debe promoverse el mantenimiento de vínculos, contactos y comunicación de las personas internadas con sus familiares, allegados y con el entorno laboral y social, salvo en aquellas excepciones que por razones terapéuticas debidamente fundadas establezca el equipo de salud interviniente.

ARTÍCULO 15.º — La internación debe ser lo más breve posible, en función de criterios terapéuticos interdisciplinarios. Tanto la evolución del paciente como cada una de las intervenciones del equipo interdisciplinario deben registrarse a diario en la historia clínica. En ningún caso la internación puede ser indicada o prolongada para resolver problemáticas sociales o de vivienda, para lo cual el Estado debe proveer los recursos adecuados a través de los organismos públicos competentes.

Artículo 16.º — Toda disposición de internación, dentro de las cuarenta y ocho (48) horas, debe cumplir con los siguientes requisitos:

a. Evaluación, diagnóstico interdisciplinario e integral y motivos que justifican la internación, con la firma de al menos dos profesionales del servicio asistencial donde se realice la internación, uno de los cuales debe ser necesariamente psicólogo o médico psiquiatra.

b. Búsqueda de datos disponibles acerca de la identidad y el entorno familiar.

c. Consentimiento informado de la persona o del representante legal cuando corresponda. Sólo se considera válido el consentimiento cuando se presta en estado de lucidez y con comprensión de la situación, y se considerará invalidado si durante el transcurso de la internación dicho estado se pierde, ya sea por el estado de salud de la persona o por efecto de los medicamentos o terapéuticas aplicadas. En tal caso deberá procederse como si se tratase de una internación involuntaria.

Artículo 17.º — En los casos en que la persona no estuviese acompañada por familiares o se desconociese su identidad, la institución que realiza la internación, en colaboración con los organismos públicos que correspondan, debe realizar las averiguaciones tendientes a conseguir datos de los familiares o lazos afectivos que la persona tuviese o indicase, o esclarecer su identidad, a fin de propiciar su retorno al marco familiar y comunitario lo antes posible.

La institución debe brindar colaboración a los requerimientos de información que solicite el órgano de revisión que se crea en el artículo 38 de la presente ley.

Artículo 18.º — La persona internada bajo su consentimiento podrá en cualquier momento decidir por sí misma el abandono de la internación. En todos los casos en que las internaciones voluntarias se prolonguen por más de sesenta (60) días corridos, el equipo de salud a cargo debe comunicarlo al órgano de revisión creado en el artículo 38 y al juez. El juez debe evaluar, en un plazo no mayor de cinco (5) días de ser notificado, si la internación continúa teniendo carácter voluntario o si la misma debe pasar a considerarse involuntaria, con los requisitos y garantías establecidos para esta última situación. En caso de que la prolongación de la internación fuese por problemáticas de orden social, el juez deberá ordenar al órgano administrativo correspondiente la inclusión en programas sociales y dispositivos específicos y la externación a la mayor brevedad posible, comunicando dicha situación al órgano de revisión creado por esta ley.

Artículo 19.º — El consentimiento obtenido o mantenido con dolo, debidamente comprobado por autoridad judicial, o el incumplimiento de la obligación de informar establecida en los capítulos VII y VIII de la presente ley, harán pasible al profesional responsable y al director de la institución de las acciones civiles y penales que correspondan.

Artículo 20.º — La internación involuntaria de una persona debe concebirse como recurso terapéutico excepcional en caso de que no sean posibles los abordajes ambulatorios, y sólo podrá realizarse cuando a criterio del equipo de salud mediare situación de riesgo cierto e inminente para sí o para terceros. Para que proceda la internación involuntaria, además de los requisitos comunes a toda internación, debe hacerse constar:

a. Dictamen profesional del servicio asistencial que realice la internación. Se debe determinar la situación de riesgo cierto e inminente a que hace referencia el primer párrafo de este artículo, con la firma de dos profesionales de diferentes disciplinas, que no tengan relación de parentesco, amistad o vínculos económicos con la persona, uno de los cuales deberá ser psicólogo o médico psiquiatra.

b. Ausencia de otra alternativa eficaz para su tratamiento.

c. Informe acerca de las instancias previas implementadas si las hubiera.

Artículo 21.º — La internación involuntaria debidamente fundada debe notificarse obligatoriamente en un plazo de diez (10) horas al juez competente y al órgano de revisión, debiendo agregarse a las cuarenta y ocho (48) horas como máximo todas las constancias previstas en el artículo 20. El juez en un plazo máximo de tres (3) días corridos de notificado debe:

a. Autorizar, si evalúa que están dadas las causales previstas por esta ley.

b. Requerir informes ampliatorios de los profesionales tratantes o indicar peritajes externos, siempre que no perjudiquen la evolución del tratamiento, tendientes a evaluar si existen los supuestos necesarios que justifiquen la medida extrema de la internación involuntaria y/o;

c. Denegar, en caso de evaluar que no existen los supuestos necesarios para la medida de internación involuntaria, en cuyo caso debe asegurar la externación de forma inmediata.

El juez sólo puede ordenar por sí mismo una internación involuntaria cuando, cumplidos los requisitos establecidos en el artículo 20, el servicio de salud responsable de la cobertura se negase a realizarla.

ARTÍCULO 22.º — La persona internada involuntariamente o su representante legal tienen derecho a designar un abogado. Si no lo hiciera, el Estado debe proporcionarle uno desde el momento de la internación. El defensor podrá oponerse a la internación y solicitar la externación en cualquier momento. El juzgado deberá permitir al defensor el control de las actuaciones en todo momento.

ARTÍCULO 23.º — El alta, externación o permisos de salida son facultad del equipo de salud que no requiere autorización del juez. El mismo deberá ser informado si se tratase de una internación involuntaria, o voluntaria ya informada en los términos de los artículos 18 ó 26 de la presente ley. El equipo de salud está obligado a externar a la persona o transformar la internación en voluntaria, cumpliendo los requisitos establecidos en el artículo 16 apenas cesa la situación de riesgo cierto e inminente. Queda exceptuado de lo dispuesto en el presente artículo, las internaciones realizadas en el marco de lo previsto en el artículo 34 del Código Penal.

Artículo 24.º — Habiendo autorizado la internación involuntaria, el juez debe solicitar informes con una periodicidad no mayor a treinta (30) días corridos a fin de reevaluar si persisten las razones para la continuidad de dicha medida, y podrá en cualquier momento disponer su inmediata externación.

Si transcurridos los primeros noventa (90) días y luego del tercer informe continuase la internación involuntaria, el juez deberá pedir al órgano de revisión que designe un equipo interdisciplinario que no haya intervenido hasta el momento, y en lo posible independiente del servicio asistencial interviniente, a fin de obtener una nueva evaluación. En caso de diferencia de criterio, optará siempre por la que menos restrinja la libertad de la persona internada.

Artículo 25.º — Transcurridos los primeros siete (7) días en el caso de internaciones involuntarias, el juez dará parte al órgano de revisión que se crea en el artículo 38 de la presente ley.

Artículo 26.º — En caso de internación de personas menores de edad o declaradas incapaces, se debe proceder de acuerdo a lo establecido por los artículos 20, 21, 22, 23, 24 y 25 de la presente ley. En el caso de niños, niñas y adolescentes, además se procederá de acuerdo a la normativa nacional e internacional de protección integral de derechos.

ARTÍCULO 27.º — Queda prohibida por la presente ley la creación de nuevos manicomios, neuropsiquiátricos o instituciones de internación monovalentes, públicos o privados. En el caso de los ya existentes se deben adaptar a los objetivos y principios expuestos, hasta su sustitución definitiva por los dispositivos alternativos. Esta adaptación y sustitución en ningún caso puede significar reducción de personal ni merma en los derechos adquiridos de los mismos.

ARTÍCULO 28.º — Las internaciones de salud mental deben realizarse en hospitales generales. A tal efecto los hospitales de la red pública deben contar con los recursos necesarios. El rechazo de la atención de pacientes, ya sea ambulatoria o en internación, por el solo hecho de tratarse de problemática de salud mental, será considerado acto discriminatorio en los términos de la ley 23.592.

ARTÍCULO 29.º — A los efectos de garantizar los derechos humanos de las personas en su relación con los servicios de salud mental, los integrantes, profesionales y no profesionales del equipo de salud son responsables de informar al órgano de revisión creado por la presente ley y al juez competente, sobre cualquier sospecha de irregularidad que implicara un trato indigno o inhumano a personas bajo tratamiento o limitación indebida de su autonomía. La sola comunicación a un superior jerárquico dentro de la institución no relevará al equipo de salud de tal responsabilidad si la situación irregular persistiera. Dicho procedimiento se podrá realizar bajo reserva de identidad y contará con las garantías debidas del resguardo a su fuente laboral y no será considerado como violación al secreto profesional.

Debe promoverse la difusión y el conocimiento de los principios, derechos y garantías reconocidos y las responsabilidades establecidas en la presente ley a todos los integrantes de los equipos de salud, dentro de un lapso de noventa (90) días de la sanción de la presente ley, y al momento del ingreso de cada uno de los trabajadores al sistema.

Capítulo VIII
Derivaciones

Artículo 30.º — Las derivaciones para tratamientos ambulatorios o de internación que se realicen fuera del ámbito comunitario donde vive la persona sólo corresponden si se realizan a lugares donde la misma cuenta con mayor apoyo y contención social o familiar. Los traslados deben efectuarse con acompañante del entorno familiar o afectivo de la persona. Si se trata de derivaciones con internación, debe procederse del modo establecido en el Capítulo VII de la presente ley. Tanto el servicio o institución de procedencia como el servicio o institución de destino están obligados a informar dicha derivación al Organo de Revisión, cuando no hubiese consentimiento de la persona.

Capítulo IX
Autoridad de Aplicación

Artículo 31.º — El Ministerio de Salud de la Nación es la Autoridad de Aplicación de la presente ley, a partir del área específica que designe o cree a tal efecto, la que debe establecer las bases para un Plan Nacional de Salud Mental acorde a los principios establecidos.

Artículo 32.º — En forma progresiva y en un plazo no mayor a tres (3) años a partir de la sanción de la presente ley, el Poder Ejecutivo debe incluir en los proyectos de presupuesto un incremento en las partidas destinadas a salud mental hasta alcanzar un mínimo del diez por ciento (10%) del presupuesto total de salud. Se promoverá que las provincias y la Ciudad Autónoma de Buenos Aires adopten el mismo criterio.

Artículo 33.º — La Autoridad de Aplicación debe desarrollar recomendaciones dirigidas a las universidades públicas y privadas, para que la formación de los profesionales en las disciplinas involucradas sea acorde con los principios, políticas y dispositivos que se establezcan en cumplimiento de la presente ley, haciendo especial hincapié en el conocimiento de las normas y tratados internacionales en derechos humanos y salud mental. Asimismo, debe promover espacios de capacitación y actualización para profesionales, en particular para los que se desempeñen en servicios públicos de salud mental en todo el país.

Artículo 34.º — La Autoridad de Aplicación debe promover, en consulta con la Secretaría de Derechos Humanos de la Nación y con la colaboración de las jurisdicciones, el desarrollo de estándares de habilitación y supervisión periódica de los servicios de salud mental públicos y privados.

Artículo 35.º — Dentro de los ciento ochenta (180) días corridos de la sanción de la presente ley, la Autoridad de Aplicación debe realizar un censo nacional en todos los centros de internación en salud mental del ámbito público y privado para relevar la situación de las personas internadas, discriminando datos personales, sexo, tiempo de internación, existencia o no de consentimiento, situación judicial, situación social y familiar, y otros datos que considere relevantes. Dicho censo debe reiterarse con una periodicidad máxima de dos (2) años y se debe promover la participación y colaboración de las jurisdicciones para su realización.

Artículo 36.º — La Autoridad de Aplicación, en coordinación con los ministerios de Educación, Desarrollo Social y Trabajo, Empleo y Seguridad Social, debe desarrollar planes de prevención en salud mental y planes específicos de inserción socio-laboral para personas con padecimiento mental. Dichos planes, así como todo el desarrollo de la política en salud mental, deberá contener mecanismos claros y eficientes de participación comunitaria, en particular de organizaciones de usuarios y familiares de los servicios de salud mental. Se promoverá que las provincias y la Ciudad Autónoma de Buenos Aires adopten el mismo criterio.

Artículo 37.º — La Autoridad de Aplicación, en coordinación con la Superintendencia de Servicios de Salud, debe promover la adecuación de la cobertura en salud mental de las obras sociales a los principios establecidos en la presente ley, en un plazo no mayor a los noventa (90) días corridos a partir de la sanción de la presente.

Capítulo X
Organo de Revisión

Artículo 38.º — Créase en el ámbito del Ministerio Público de la Defensa el Organo de Revisión con el objeto de proteger los derechos humanos de los usuarios de los servicios de salud mental.

Artículo 39.º — El Órgano de Revisión debe ser multidisciplinario, y estará integrado por representantes del Ministerio de Salud de la Nación, de la Secretaría de Derechos Humanos de la Nación, del Ministerio Público de la Defensa, de asociaciones de usuarios y familiares del sistema de salud, de los profesionales y otros trabajadores de la salud y de organizaciones no gubernamentales abocadas a la defensa de los derechos humanos.

Artículo 40.º — Son funciones del Órgano de Revisión:

a. Requerir información a las instituciones públicas y privadas que permita evaluar las condiciones en que se realizan los tratamientos.

b. Supervisar de oficio o por denuncia de particulares las condiciones de internación por razones de salud mental, en el ámbito público y privado.

c. Evaluar que las internaciones involuntarias se encuentren debidamente justificadas y no se prolonguen más del tiempo mínimo necesario, pudiendo realizar las denuncias pertinentes en caso de irregularidades y, eventualmente, apelar las decisiones del juez.

d. Controlar que las derivaciones que se realizan fuera del ámbito comunitario cumplan con los requisitos y condiciones establecidos en el artículo 30 de la presente ley.

e. Informar a la Autoridad de Aplicación periódicamente sobre las evaluaciones realizadas y proponer las modificaciones pertinentes.

f. Requerir la intervención judicial ante situaciones irregulares.

g. Hacer presentaciones ante el Consejo de la Magistratura o el Organismo que en cada jurisdicción evalúe y sancione la conducta de los jueces en las situaciones en que hubiera irregularidades;

h. Realizar recomendaciones a la Autoridad de Aplicación.

i. Realizar propuestas de modificación a la legislación en salud mental tendientes a garantizar los derechos humanos;

j. Promover y colaborar para la creación de órganos de revisión en cada una de las jurisdicciones, sosteniendo espacios de intercambio, capacitación y coordinación, a efectos del cumplimiento eficiente de sus funciones.

k. Controlar el cumplimiento de la presente ley, en particular en lo atinente al resguardo de los derechos humanos de los usuarios del sistema de salud mental;

l. Velar por el cumplimiento de los derechos de las personas en procesos de declaración de inhabilidad y durante la vigencia de dichas sentencias.

Capítulo XI
Convenios de cooperación con las provincias

Artículo 41.º — El Estado nacional debe promover convenios con las jurisdicciones para garantizar el desarrollo de acciones conjuntas tendientes a implementar los principios expuestos en la presente ley. Dichos convenios incluirán:

a. Cooperación técnica, económica y financiera de la Nación para la implementación de la presente ley.

b. Cooperación para la realización de programas de capacitación permanente de los equipos de salud, con participación de las universidades.

c. Asesoramiento para la creación en cada una de las jurisdicciones de áreas específicas para la aplicación de políticas de salud mental, las que actuarán en coordinación con la Autoridad de Aplicación nacional de la presente ley.

Capítulo XII
Disposiciones complementarias

Artículo 42.º — Incorpórase como artículo 152 ter del Código Civil:

Artículo 152.º ter: Las declaraciones judiciales de inhabilitación o incapacidad deberán fundarse en un examen de facultativos conformado por evaluaciones interdisciplinarias. No podrán extenderse por más de tres (3) años y deberán especificar las funciones y actos que se limitan, procurando que la afectación de la autonomía personal sea la menor posible.

Artículo 43.º — Sustitúyese el artículo 482 del Código Civil, el que quedará redactado de la siguiente manera:

Artículo 482.º: No podrá ser privado de su libertad personal el declarado incapaz por causa de enfermedad mental o adicciones, salvo en los casos de riesgo cierto e inminente para sí o para terceros, quien deberá ser debidamente evaluado por un equipo interdisciplinario del servicio asistencial con posterior aprobación y control judicial.

Las autoridades públicas deberán disponer el traslado a un establecimiento de salud para su evaluación a las personas que por padecer enfermedades mentales o adicciones se encuentren en riesgo cierto e inminente para sí o para terceros.

A pedido de las personas enumeradas en el artículo 144 el juez podrá, previa información sumaria, disponer la evaluación de un equipo interdisciplinario de salud para las personas que se encuentren afectadas de enfermedades mentales y adicciones, que requieran asistencia en establecimientos adecuados aunque no justifiquen la declaración de incapacidad o inhabilidad.

Artículo 44.º — Derógase la Ley 22.914.

Artículo 45.º — La presente ley es de orden público.

Artículo 46.º — Comuníquese al Poder Ejecutivo nacional.

*Dada en la sala de sesiones del Congreso argentino, en Buenos Aires,
a los veinticinco días del mes de noviembre del año dos mil diez.*
— Registrada bajo el n.º 26.657 —

Bibliografía

Basaglia, Franco (2008): *La condena de ser loco y pobre. Alternativas al manicomio.* Buenos Aires: Topía.

Deleuze, Baliber, Dreyfus y otros (1999): *Michel Foucault filósofo.* Barcelona: Gedisa.

Ferrara, Floreal (1985): *Teoría social y salud.* Buenos Aires: Catálogos.

Ferry, Gilles (1991): *El trayecto de la formación. Los enseñantes entre la teoría y la práctica.* México: Paidós.

Freud, Sigmund (1913): "La iniciación al tratamiento", en *Obras completas*, tomo xii. Buenos Aires: Amorrortu.

Laplanche y Pontalis (1996): *Diccionario de Psicoanálisis.* Barcelona: Labor.

OMS (1994): *Adherencia a los tratamientos a largo plazo.* Pruebas de acción. femeba.

Resolución 1328/2006 del Ministerio de Salud y Acción Social de la República Argentina: *Modificación del Marco Básico de Organización y Funcionamiento de Prestaciones y Establecimientos a favor de las personas con discapacidad.*

Resolución 1121/86 del Ministerio de Salud: *Habilitación de establecimientos para internación psiquiátrica.*